KB108033

건강한 출산을 위해 반드시 알아야 할
# 임산부의 영양과 생활습관

핵심만 읽는
전나무숲
건강이야기

09

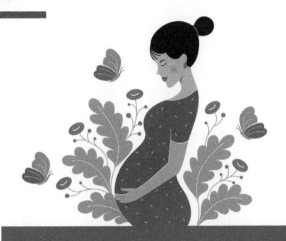

건강한 출산을 위해
반드시 알아야 할

# 임산부의
# 영양과
# 생활습관

전나무숲 편저

전나무숲

# 행복한 임신과 순조로운 출산, 건강한 육아를 위한 필수 지식

10개월. 인간이라는 생명체가 수정되어 배 속에서 길러지는 시간이다. 이 시기에 여성은 신체적·정신적으로 큰 변화를 겪는다. 자신의 몸속에서 자라는 생명체를 느끼면서 엄마로 살아갈 준비를 해야 하고, 무엇보다 '모성애'가 발현하면서 자녀에 대한 애정이 샘솟기 때문이다.

이처럼 중요한 시기이기에 임신을 하면 주변 사람들이 많은 신경을 써준다. 하지만 그 누구보다 임신과 출산에 대한 올바른 지식을 갖추고 임신 기간을 어떻게 보내야 할지 신경 써야 하는 사람은 임산부 자신이다.

임신 기간 동안 가장 신경 써야 할 것은 영양 관리다. 임신을 하면 몸에 변화가 일어난다. 각종 호르몬이 변화되고, 혈액의 양이 급격히 늘어나며, 임신 전보다 더 많은 영양소를 소비한다. 체중도 늘고 체형도 변한다. 그러므로 이 시기에 영양 관리가 제대로 이루어지지 않으면 임산부의 건강이 나빠지는 것은 물론 태아의 두뇌 기능에 이상이 생기고 각종 장기도 정상적으로 발달하지 못한다. 더 나아가 태어난 뒤에 건강이 좋지 않을 수 있다.

식생활과 생활습관 또한 매우 중요하다. 임신한 상태에서 패스트푸드나 탄산음료처럼 식품첨가물이 잔뜩 들어간 음식을 자주 먹으면 출산 후 아이가 아토피피부염에 노출될 가능성이 매우 높고, 임신 초기에 피운 담배는 아이의 천식 발병의 결정적인 이유가 된다. 게다가 일상에서 독성 화학물질을 자주 접하면 그 물질이 태아의 몸속에 쌓인다.

이 책은 임신 전 준비부터 출산 후까지 임산부에게 꼭 필요한 내용만 일목요연하게 담았다. 이 책을 가이드 삼아 임신 기간에 영양 관리를 잘하고 올바른 습관으로 생활하면 출산 후에 엄마와 아이 모두 건강하고 행복하게 지낼 수 있을 것이다.

_ 전나무숲 편집부

# 차 례

# PART 2

## 엄마와 아기의 건강을 책임질 임산부의 영양 관리

# PART 3

## 독성 화학물질로부터 태아를 지키는 생활습관

# PART 1

임신 전부터 준비하는
## 행복한 임신,
## 건강한 출산

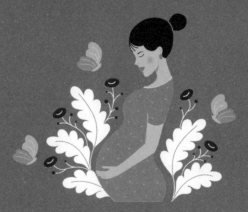

임신을 하면 많은 것이 달라진다. 체내 호르몬이 변하면서 감정의 기복이 생기고, 음식에 대한 기호가 달라지며, 입덧과 피로감, 소화장애, 변비 등의 증상도 나타난다. 무엇보다 입덧은 사람에 따라 고통스러운 과정이 되기도 한다. 그 과정을 행복하고 건강하게 가꿔가려면 임신 전부터 임산부 스스로 식생활과 생활습관 그리고 주변 환경을 자신과 태아를 위해 바꿔나가야 한다. 어떻게 바꿔나가야 하는지 하나씩 차근차근 알아보자.

# 임신 전 3개월, 건강한 출산을 위한 준비 기간

태아의 건강한 성장과 발달, 순조로운 출산을 위해서는 임신 3개월 전부터 많은 노력을 기울여야 한다. 대부분의 임산부들이 이러한 사실을 알지만 현실은 그렇지 않은 것 같다. 2015년 한국건강증진개발원이 조사한 바에 의하면, 임산부 400명 중 85%에 가까운 사람들이 '임신 전 준비가 중요하다'는 사실에 수긍하지만 실제로 준비하는 경우는 54%에 불과했다. 여러 가지 현실적인 이유로 실천하지 못하거나, 알지만 행동하지 않는 것이다.

임신 전 준비를 철저하게 하지 않으면 겪게 되는 대가는 아주 크다. 임신 기간이 고통스러울 뿐만 아니라 태아의 건강한 성장과 발달, 순조로운 출산도 장담하지 못한다.

## 각종 검사를 받고 영양 보충을 시작해야

예비 엄마로서 가장 먼저 해야 할 것은 임신과 관련된 각종 검사와 앞으로 생길 수 있는 질병에 대한 예방접종이다.

우선 골반초음파검사, 자궁경부암검사, 풍진항체검사를 받아야 한다. 골반초음파검사는 자궁이나 난소의 모양과 상태를 확인하는 검사다. 만약 자궁근종이 있거나 난소에서 종양이 발견되면 이를 치료한 뒤에 임신을 해야 한다. 자궁경부암검사는 자궁경부나 질에서 떨어져 나온 세포를 현미경으로 관찰해 비정상 세포가 있는지를 확인한다. 자궁은 태아를 보호하고 성장시키는 공간인 만큼 임신 3개월 전에는 검사를 받아보는 것이 중요하다. 풍진항체검사는 태아의 선천성 기형을 막기 위한 검사다. 임신 초기에 임산부가 풍진에 걸릴 가능성이 있는 만큼 검사를 통해 확인하고 사전에 치료를 해야 태아의 기형을 비롯해 백내장, 심혈관 질환을 예방할 수 있다. 만약 풍진 예방접종이 필요하다면 임신 3개월 전에 하는 게 좋다.

예비 아빠는 정자의 활동성과 그 형태를 살펴보는 것이 좋다. 만약 정자의 활동성이 50% 이하라면 이에 대한 대책을 먼저 세운 후에 임신을 시도해야 한다.[1]

술은 멀리해야 한다. 여성의 경우, 술을 많이 마시면 장기적으로 난소가 쪼그라들고 노화가 촉진된다. 성호르몬의 양도 변하고 월경장애, 배란장애가 나타날 위험성도 있다. 남성의 경우, 알코올은 정자 수를 감소시킬 뿐만 아니라 정자의 성장에 필요한 비타민A의 대사작용을 무력화시킨다. 따라서 임신을 계획한다면 임신 3개월 전부터 금주를 하는 것이 바람직하고, 아무리 늦어도 임신 2주부터는 완전히 금주해야 한다.

평소에 복용하는 약이 있다면 전문의와 상의한다. 약 성분 중에 태아에게 해가 되는 성분이 있으면 유산이나 기형을 초래할 수 있기 때문이다. 대표적으로 위험한 약은 여드름 치료제인 로아큐탄, 건선 치료제인 에트레티네이트, 중이염 치료에 쓰이는 카나마이신을 비롯한 각종 항생제다.

영양 보충도 신경을 써야 한다. 여성에게 중요한 영양소는 비타민A, 비타민B, 비타민C, 비타민E, 엽산, 철분, 아연, 셀레늄 등이며, 남성에게 중요한 영양소는 비타민A, 비타민C, 비타민E, 엽산, 아연, 셀레늄, 칼슘 등이다. 그중 아연은 정액을 만드는 데 꼭 필요한 영양소이고, 비타민A와 비타민C는 정

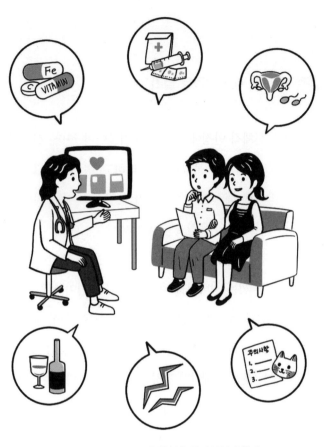

태아의 건강과 순조로운 출산을 위해 부부가 함께
임신 전 검사와 예방접종, 영양 보충을 하는 것이 좋다.

자의 수와 질을 결정짓는 영양소이니 식품으로 섭취가 어렵다면 영양 보충제를 통해서라도 꼭 섭취해야 한다.[2]


## 몸은 편안히, 애완동물은 멀리

여성은 신체적 안정에도 주의를 기울여야 한다. 신체적 스트레스는 몸 전체에 불균형을 초래하고 정상적인 호르몬의 흐름을 방해해 배란장애를 일으키고 임신 자체를 어렵게 만들거나 임신 초기의 유산율을 높이기 때문이다.

패션에 민감한 여성이라면 옷에도 신경을 써야 한다. 팬티스타킹이나 꽉 끼는 청바지를 자주 입으면 질염이 생기기 쉽고, 이는 골반염과 불임을 유발할 수 있다. 노출이 심한 옷은 수족냉증을 일으켜 배란장애의 원인이 되기도 한다. 남성도 너무 딱 달라붙는 옷을 피해야만 건강한 정자를 생산할 수 있다.

애완동물은 멀리해야 한다. 특히 고양이는 톡소플라즈마의 숙주 역할을 해 함께 있으면 감염의 가능성이 있다. 만약 임산부가 톡소플라즈마에 감염되면 태아도 감염되어 태아의 빈혈, 저체중, 망막염 등을 유발할 수 있다. 그러니 임신 전후에는 한시적으로라도 애완동물을 멀리해야 한다.

# 임신하면
# 일어나는
# 몸의 변화들

정자와 난자가 만나 하나의 세포로 결합한 수정란이 자궁 내벽에 착상하면 반드시 일어나는 일이 호르몬의 변화다. 호르몬에 변화가 오면 몸에도 변화가 온다.

## 임신, 출산과 관련 있는 호르몬의 변화

호르몬이 변화되는 이유는 임신과 출산 과정을 최적화하고, 임신의 전 과정을 훌륭하게 마무리하기 위해서다.

가장 먼저, 에스트로겐(estrogen)의 분비가 무려 평소의 100배 정도로 늘어난다. 에스트로겐은 임신 초기 난소에서 생성되는 호르몬으로, 태아가 튼튼하게 자랄 수 있는 환경을 만들어준다. 대표적으로 자궁과 유방의 발달을 촉진한다.

변화하는 두 번째 호르몬은 프로게스테론(progesterone)이다. 이 호르몬은 수정란의 안정적인 착상을 도와줌으로써 임신 과정이 원활히 유지될 수 있게 한다. 뿐만 아니라 임신 중에는 혈액량이 현저하게 늘어나는데, 이를 감당할 수 있도록 혈관을 늘려준다. 더불어 출산을 대비해서 인대와 힘줄을 이완시켜서 출산이 순조롭게 진행되도록 도우며, 유선의 발달을 자극해 모유 수유를 돕는다.

세 번째 호르몬은 릴렉신(relaxin)이다. 임신 중에는 자궁이 수축되는 것을 방지해 유산을 예방하고 출산 시에는 골반과 인대를 이완시켜 자궁경부가 잘 열릴 수 있도록 도와준다. 관절과 골반뼈를 부드럽게 이완시키기도 한다.

변화를 보이는 네 번째 호르몬은 옥시토신(oxytocin)이다. 이 호르몬은 임신 중에는 프로게스테론의 영향을 받아 분비되지 않다가 출산 시에 분비되어 자궁을 수축시켜 분만을 돕는다. 출산 후에는 자궁을 원래 크기로 수축되게 하며, 유방을 자극함으로써 수유를 돕는다.

마지막으로, 인슐린(insulin)이다. 인슐린하면 당뇨병이 떠오를 것이다. 임신 3개월 이후부터는 산모의 인슐린 저항성이 증가하기 때문에 일반적으로 인슐린 분비가 증가한다. 만약 임산부의 몸 상태가 건강하다면 문제가 없겠지만, 평소 인슐린의 분비나 기능에 이상이 있었다면 임신성 당뇨가 생길 수 있다. 임산부가 비만이거나 당뇨병 가족력이 있을 때(부모가 당뇨병이 있는 경우), 임신 경험이 많을 때, 임신성 당뇨나 거대아를 출산한 경험이 있을 때도 임신성 당뇨가 생길 수 있으니 각별히 주의해야 한다.

임신성 당뇨 여부는 보통 임신 24~28주 사이에 선별검사를 통해 알 수 있다. 하지만 임신성 당뇨로 진단됐더라도 조기에 발견하면 적절한 식이요법과 운동을 통해 혈당을 조절하고 건강한 아기를 출산할 수 있다. 다만 임신성 당뇨에 걸렸던 임산부들은 몇 년 후에 당뇨병이 재발할 수 있으니 출산 후에도 지속적으로 관리를 해야 한다.

**임신 초기의 변화**

호르몬의 변화는 다양한 몸의 변화를 일으켜 임산부들에게 적지 않은 고통을 주기도 한다.

무엇보다 임신 초기(0~11주)의 호르몬 변화는 감정의 변화를 동반한다. 호르몬이 서서히 변하는 것이 아니라 급격하게 변하기 때문에 평소와는 다르게 감정의 변화가 심해지고 예민해진다.

호르몬의 변화로 입덧을 하고 식욕이 달라지기도 한다. 임신 초기에는 약 80%의 임산부들이 메스꺼움과 구토를 동반하는 입덧을 겪는다. 대체로 임신 3개월(12주) 이후에는 사라지지만 일부 임산부들은 임신 5개월까지 겪기도 한다. 입덧이 생기면 선호하는 음식도 현저하게 달라지는데, 주로 특정 음식을 아예 먹을 수 없게 된다든지 냄새만 맡아도 거부반응을 일으킨다.

가슴이 커지는 것도 대표적인 변화다. 2차 유두륜이 발달하면서 가슴이 확장되고 유두의 색이 진해지면서 돌출된다. 모두 출산 후 아기에게 모유 수유를 원활하게 하기 위한 변화다. 이 과정에서 통증이 느껴질 수도 있다.

자궁이 커지면서 방광을 누르기 때문에 임신 전보다 화장실을 찾는 횟수가 점점 늘어난다.

이 외에도 음식을 소화시키는 시간이 늘어나 속쓰림이 느껴질 수 있으며, 소화 기능에 일시적으로 장애가 생겨 변비가 올 수도 있다. 기초대사량이 급격하게 증가하다 보니 운동을 조금만 해도 상당히 피로하고, 잠을 많이 자게 된다.

심박수가 증가하므로 현기증이 느껴지기도 한다. 이때는 오래 서 있는 것을 피하고 일어나거나 앉을 때 천천히 움직여야 한다. 만약 현기증이나 어지럼이 심할 경우에는 즉시 전문의와 상담을 해야 한다.


## 임신 중기의 변화

임신 중기(12~27주)에는 초기에 겪었던 다양한 변화와 피로감은 완화되지만, 잇몸이 약해져서 피가 나는 일이 잦으니 칫솔질을 너무 세게 하면 안 된다. 배가 불러올수록 요통, 경련, 부종, 하지정맥류를 느낄 수 있다. 하지만 이런 변화들 역시 출산 후에는 모두 완화되니 크게 걱정하지 않아도 된다.

눈에 띄는 변화로, 임신선이 나타난다. 대개 임신 중기가 되면 임산부의 50~90%에서 임신선이 나타나는데, 이는 태아가 자라면서 복부와 유방이 급격하게 팽창하며 생긴다. 임신선이 생길 때는 가려움이 느껴질 수 있다.

입덧이 사라지면서 식욕이 증가하고, 태아의 움직임이 느껴지기 시작한다. 이때는 체중 증가에 너무 신경 쓰지 말고 균형 있는 영양 섭취를 위해 최대한 노력해야 한다. 무엇보다 태아의 부드러웠던 뼈가 단단해지고 근육이 발달하는 시기이니 영양 관리에 더 신경을 써야 한다.


## 임신 후기의 변화

28주부터인 임신 후기가 되면 초기, 중기 때와는 또 다른 변화가 나타난다. 태아가 무거운 데다 자궁 내에서 태아의 움직임이 활발해져 몸을 움직이는 데 많이 불편할 수 있다. 따라서 임산부는 최대한 휴식을 취하며 느껴지는 변화에 대처해나가야 한다.

혈류량이 급격하게 늘어나 코피가 나기도 한다. 코피는 임산부에 따라 차이가 크다. 임신 초기부터 자주 코피가 나는 경우도 있고, 아예 안 나는 경우도 있다. 코피가 날 때는 태아에게 산소를 공급하기 위해 임산부의 숨이 가빠질 수 있다. 또한 커진 자궁이 주변 장기들을 압박해 화장실에 자주 가고 속쓰림, 요통 등의 증상도 동시에 겪을 수 있다.

가끔 가진통이 있을 수 있다. 가진통은 불규칙적인 자궁 수축을 의미한다. 일반적으로 걷기나 가벼운 운동을 하면 사라지지만, 통증이나 자궁의 수축 정도가 심하고 그 양상이 규칙적이라면 전문의에게 반드시 진료를 받고 상태를 확인해야 한다.

임신하고 시작되는 몸의 변화들은 마치 하나의 정교한 기계가 움직이는 것과 비슷하다. 임산부의 몸은 생명체의 탄생을 위해 스스로를 변화시키고, 출산을 위한 최적의 환경을 조성하며, 출산 이후의 양육에 대비한다. 이러한 과정을 무리 없이 견뎌나가기 위해서는 임산부 자신의 노력과 가족, 주변 사람들의 배려와 다양한 보살핌이 필요하다.

# 임신 우울증과 산후 우울증의 원인과 극복법

임신과 출산, 그리고 양육이 새 생명을 길러내는 위대한 일임을 알지만 10~20% 정도의 임산부들은 그 과정에서 다양한 감정의 변화를 경험하고 우울증을 겪기도 한다. 몸의 갑작스러운 변화와 임신으로 인한 행동 제약에 적응하지 못하면서 정신적으로 문제가 생기는 것이다. 예를 들면 이런 생각이 자주 떠오른다.

'몸이 무겁고 하루 종일 무기력하고 졸리기만 하다. 아무 것도 할 수 없다. 이러다가 나만 사회에서 뒤쳐지는 것은 아닐까? 내가 과연 아이를 낳아서 제대로 키울 수 있을까? 내

몸에 문제가 생겨서 아이가 잘못되는 건 아닐까? 무섭고, 두렵고, 외롭고, 슬프다.'

임산부는 이처럼 극도로 예민해지고 감정적으로 약해지면서 우울 증상을 겪게 된다.


## 우울증, 임신 초기에 발병 위험이 더 높아

일반적으로 임산부들의 우울증에 대해서는 출산 후에 본격적으로 시작되는 '산후 우울증'이 더 많이 알려져 있지만, 실제로는 '임신 초기 우울증'의 발병 위험이 더 높고 증상이 더 힘들다는 연구 결과가 있다.

2017년 1월, 제일병원 정신건강의학과 이수명 교수팀은 2013년부터 2016년까지 제일강남병원과 강남차병원의 임산부 3,800여 명의 정신 건강을 분석한 결과를 발표했다. 그 내용에 의하면, 우울증의 발병 위험성이 높은 '고위험군'은 임신 초기 임산부로 19.3%나 됐다. 임신 중기의 위험성은 13.8%, 임신 후기의 위험성은 14% 정도였으며, 출산 후 한 달 시점에서는 16.8%로 다시 상승했다. 임신 초기와 출산 후에 우울증을 겪을 확률이 높으며, 출산 후보다 임신 초기에 우울증의 위험성이 좀 더 높은 것이다.

우울증의 원인으로는 임신과 출산으로 인한 가계소득의 변화, 법적인 부부 여부, 직업 여부, 질병 이력, 입덧, 배우자와의 불화가 중요하게 작용했다. 무엇보다 월 가계소득이 300만 원 미만인 임산부는 500만 원 이상인 임산부보다 우울증을 느낄 가능성이 1.8배 높았다. 법적인 부부가 아닌 사실혼 관계이거나 미혼, 별거, 이혼, 사별 상태인 경우에는 2.4배 높았다. 우울증의 가장 큰 원인은 배우자와 불화가 있는 경우로, 무려 3.75배나 높았다.[3]

　임신 중의 우울증은 태아의 성장과 발달을 저해할 수 있다. 예를 들어 발육이 지연되거나 두뇌 발달에 문제가 생길 수 있으며, 조산을 해서 아기의 건강에 부정적인 영향을 미칠 수 있다.

　임산부의 우울증만큼이나 예비 아빠의 우울증도 태아의 건강에 상당한 영향을 미친다. 스웨덴 스톡홀름대학교 연구팀이 5년 동안의 출생 자료 약 35만 건을 분석한 결과 임신하기 1년 전 또는 임신 6개월 사이에 예비 아빠가 우울증을 앓으면 '심각한 조산(임신 28~31주 사이에 출산)'의 위험성이 약 38% 높아지고, '중간 수준의 조산(임신 32~36주 사이에 출산)'을 할 확률은 12% 증가했다.

## 출산 후 우울증의 3단계

출산을 한 후에도 우울증에서 완전히 벗어나기는 쉽지 않다. 출산 후의 우울증은 산후 우울감, 산후 우울증, 산후 정신병의 단계를 거친다. '산후 우울감'은 85%에 달하는 임산부들이 일시적으로 겪는 증상이다. 우울증보다 가벼운 우울한 감정을 느끼기 때문에 일상생활에 지장을 줄 정도는 아니다. 출산 후 2~4일 이내에 시작되어 대개 2주 정도면 자연스럽게 사라지는데 기분 처짐, 짜증, 눈물, 불안, 종잡을 수 없는 기분의 변화가 주로 나타난다.

'산후 우울증'은 산후 우울감보다 증상이 심하다. 산모의 약 10~20%가 겪는데 제대로 치료받지 않으면 1년 이상 증상이 지속되기도 한다. 산모 자신은 물론 아기의 정상적인 두뇌 발달에 악영향을 끼치고 가족관계에서도 문제를 일으킬 수 있으니 꼭 치료해야 한다.

'산후 정신병'은 0.1~0.2%의 임산부가 경험하며 극도의 정서 불안, 분노, 수면장애, 심지어 망상까지 겪을 수 있다. 자살하거나 영아 살해를 저지르는 등 극단적인 경우도 있다.[4]

그러니 임산부는 30쪽의 '에딘버러 산후 우울 척도 검사'를 통해 수시로 정신 건강을 체크하는 것이 좋다. 그러면 증상이 나타났을 때 바로 대처할 수 있다.

## 주변 사람들의 지속적인 관심이 필요

임산부의 우울감, 우울증을 완화하거나 예방하려면 남편을 비롯한 주변 사람들의 도움이 절실하다. 임산부가 스스로 비관적인 생각을 깨고 우울한 감정에서 벗어나기는 쉽지 않기 때문이다.

주변 사람들은 산후 우울증에 대한 경각심부터 가져야 한다. 남편은 임신과 출산에 대한 경험이 없기 때문에 아내의 산후 우울증을 가볍게 보는 경향이 있다. '아기를 낳는 힘든 일을 겪었으니 그렇겠지' 정도로만 생각하고 자연스럽게 나을 것이라고 본다. 하지만 산후 우울증을 얕봤다가는 가슴 아픈 현실과 마주할지 모른다. 2016년 아동학대로 붙잡힌 다수의 피의자는 다름 아닌 엄마들이었으며, 그녀들은 산후 우울증을 겪어왔다는 공통점을 가지고 있었다. 출산 후 2주 동안 하루 종일 우울한 기분이 지속된다면 하루빨리 전문의를 찾아 상담을 받아야 한다.

또한 임산부에게 '과도할 만큼'의 관심을 가져줄 필요가 있다. 대부분의 남편들이 임신 초기에는 기뻐하고 관심을 가져주다가 점차 시간이 흐르면서 임신과 출산을 '모든 여자들이 겪는 당연한 일'로 여기는데, 그러면 임산부인 아내들은 섭섭함과 원망을 느낀다. 어쩌다 남편이 무심히 "너 혼자

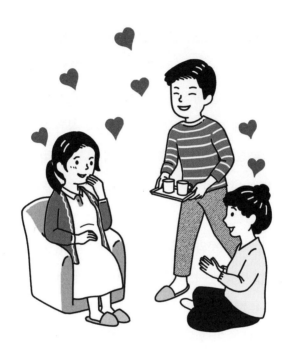

임산부의 우울감, 우울증을 줄이려면
남편을 비롯한 주변 사람들이
'과도할 만큼'의 관심을 주어야 한다.

만 애 낳냐"라고 말하면 아내는 마음의 상처를 크게 받고 임신이나 아기를 '불행의 씨앗'으로 생각하면서 우울증이 깊어질 수 있다. 그러므로 남편은 임신한 아내에게 과도할 만큼 관심을 주어야 한다.

애정 어린 스킨십도 절대적으로 필요하다. 말로 관심을 표현하는 것만으로는 부족하다. 여성은 임신을 하면 몸이 붓고 살도 트고 잘 움직이지도 못해 자신의 몸에 대한 자존감이 급격하게 떨어진다. 늘 예뻐 보이고 싶은 여성에게 이런 모습은 스트레스가 되고 우울감의 요인이 된다. 그렇기에 남편은 지속적인 스킨십을 통해 임신한 아내와 정신적·육체적 교감을 나눌 필요가 있다.

친구나 친정식구와도 활발히 교류해야 한다. 임산부의 기분을 밝게 만들어주는 것은 무엇보다 편한 사람과의 '수다'가 최고다. 한참 수다를 떨다 보면 자신도 모르게 삶의 에너지가 샘솟고 속이 후련해지는 느낌을 갖게 된다. 수다를 통해 임신·출산에 대한 정보를 나누거나 조언을 받을 수도 있어 그 어떤 정신과적 치료보다 훨씬 효과가 좋다.

## 충분한 수면이 우울증을 줄여

우울증을 예방하거나 완화하기 위해서는 수면 역시 매우 중요하다. 수면장애는 약 80% 이상의 임산부들이 겪는 증상이다. 몸의 변화와 심리적 불안감 때문에 쉽게 잠들지 못하고, 자궁에 방광이 눌려서 화장실을 들락거려 잠을 설치는 경우도 많다. 수면이 부족하면 짜증나기 쉽고 정신이 몽롱하기도 해서 우울감이 더 심화될 수 있다.

수면을 제대로 취하지 못하면 임산부도 힘들지만 태아에게 필요한 호르몬 분비가 잘 이루어지지 않게 된다. 이러한 수면장애는 임신 3~4개월 이후에는 나아지지만, 임신 기간 내내 반드시 신경을 써야 할 부분이다.

잠을 푹 자려면 낮 동안 다양한 활동을 하고, 반신욕이나 따뜻한 물로 샤워를 해서 긴장을 완화해야 하며, 카페인과 알코올은 멀리해야 한다. 쾌적한 침실 환경을 만드는 것도 중요하다. 잠이 오지 않을 때는 따뜻한 우유를 마시면 도움이 된다.

# 에딘버러 산후 우울 척도 검사

지난 7일 동안의 기분을 가장 잘 표현한 문항에 체크하세요.

**1. 나는 재미있는 것을 보고 웃을 수 있었다.**

☐ 평소처럼 그럴 수 있었다. (0점)

☐ 평소보다는 다소 덜했다. (1점)

☐ 평소보다 확실히 덜했다. (2점)

☐ 전혀 그러지 못했다. (3점)

**2. 나는 흥미로운 일들을 기대했다.**

☐ 이전과 비슷했다. (0점)

☐ 이전보다 다소 덜했다. (1점)

☐ 이전보다 확실히 덜했다. (2점)

☐ 거의 그러지 못했다. (3점)

**3. 나는 일이 잘못되었을 때 필요 이상으로 나 자신을 책망했다.**

☐ 대부분의 시간 동안 그랬다. (3점)

☐ 일정 시간 동안 그랬다. (2점)

☐ 자주 그러지는 않았다. (1점)

☐ 전혀 그러지 않았다. (0점)

**4. 나는 특별한 이유 없이 근심하거나 걱정했다.**

☐ 전혀 그러지 않았다. (0점)

☐ 거의 그러지 않았다. (1점)

☐ 때때로 그랬다. (2점)

☐ 자주 그랬다. (3점)

**5. 나는 특별한 이유 없이 두려움이나 공포를 느꼈다.**

☐ 많이 그랬다. (3점)

☐ 때때로 그랬다. (2점)

☐ 많이 그렇지는 않았다. (1점)

☐ 전혀 그렇지 않았다. (0점)

### 6. 일상적인 일들을 감당하지 못했다.

- ☐ 대부분의 시간 동안 제대로 대처하지 못했다. (3점)
- ☐ 때때로 이전처럼 대처하지 못했다. (2점)
- ☐ 대부분의 시간 동안 잘 대처했다. (1점)
- ☐ 이전처럼 잘 대처했다. (0점)

### 7. 수면을 취하는 데 어려움을 겪어서 힘들었다.

- ☐ 대부분의 시간 동안 그랬다. (3점)
- ☐ 때때로 그랬다. (2점)
- ☐ 자주 그렇지는 않았다. (1점)
- ☐ 전혀 그렇지 않았다. (0점)

### 8. 나는 슬프거나 불행하다고 느꼈다.

- ☐ 대부분의 시간 동안 그랬다. (3점)
- ☐ 꽤 자주 그랬다. (2점)
- ☐ 자주 그렇지는 않았다. (1점)
- ☐ 전혀 그렇지 않았다. (0점)

### 9. 나는 몹시 슬퍼서 울었다.

- ☐ 대부분의 시간 동안 그랬다. (3점)
- ☐ 꽤 자주 그랬다. (2점)
- ☐ 가끔 그랬다. (1점)
- ☐ 전혀 그러지 않았다. (0점)

### 10. 나는 자해하고 싶은 생각이 들었다.

- ☐ 꽤 자주 그랬다. (3점)
- ☐ 때때로 그랬다. (2점)
- ☐ 거의 그렇지 않았다. (1점)
- ☐ 전혀 그렇지 않았다. (0점)

---

- • **0~8점** : 일반적으로 느낄 수 있는 수준으로, 정상에 속한다.
- • **9~12점** : 일반적인 상태를 벗어나는 수준으로, 반드시 전문의와 상담해야 한다.
- • **13점 이상** : 매우 심각한 상태로, 전문의와 상담을 해 별도의 치료를 받아야 한다.

# 임신 중
# 가장 괴로운 입덧,
# 건강하게 이겨내기

임신 초기에 임산부를 가장 많이 괴롭히는 것은 바로 입덧이다. 다른 여러 가지 불편한 증상도 있고 우울감도 느끼지만, 무엇보다 인간의 본능 중 하나인 '먹는 즐거움'을 빼앗는 것도 모자라 특정 음식에 대한 거부감까지 생기기 때문이다. 게다가 입덧이 심해서 음식을 제대로 먹지 못하면 영양 섭취가 제대로 안 되고 얼굴이 핼쑥해지는 등 몸이 상하기도 한다.

입덧은 임산부의 70%가 겪을 정도로 광범위한 증상이다. 하루 종일 가슴이 답답하고 울렁거려서 음식을 잘 섭취하지 못한다. 그 원인은 아직 명확하게 밝혀지지 않았지만 태반의 형성으로 인한 몸의 변화, 호르몬의 변화를 비롯해 입맛의 변화, 불안감, 심리적 스트레스가 겹쳐져서 나타나는 것으로 알려져 있다. 하지만 입덧은 질병이 아니기 때문에 정확한 치료법이 없는 상황이다.

입덧은 임신 4주부터 나타나기 시작해 11~13주에 가장 심하다. 이후 16주부터는 서서히 증상이 완화되지만 20주 이후까지 지속되기도 한다. 그러나 개인차가 커서 입덧 증상이 아예 없는 임산부도 있고, 중기 이후로도 음식을 거부하는 임산부도 있는 등 개인마다 출현 시기나 증상 은 천차만별이다.[5]


## 입덧과 아기의 지능지수

입덧은 임산부를 힘들게 하지만 무작정 나쁘다고 예단할 필요는 없다. 입덧이 심할수록 아기의 지능이 좋다거나 유산의 위험성이 적다는 연구 결과들이 있기 때문이다.

캐나다 토론토아동병원의 기데온 코렌 박사는 '입덧과 태아의 두뇌 발달'에 대한 연관성을 연구하기 위해 1998년부터 2003년 사이에 출산한 여성 121명의 입덧 여부와 그 자녀들의 3세와 7세 때의 지능지수(IQ) 및 행동 테스트를 실시했다. 그 결과 입덧을 겪고 출산한 여성의 아이들은 그렇지 않은 여성의 아이들보다 언어 유창성, 산술 능력, 지능지수가 모두 높은 것으로 나타났다.

또 미국 노스캐롤라이나대학교 연구팀이 2,400명의 임산부를 대상으로 연구한 결과에 따르면 입덧으로 심한 오심과 구토 증상까지 보인 임산부들의 유산율은 8%인 것에 비해, 그렇지 않았던 임산부들의 유산율은 25.6%나 됐다. 특히 35세 이상의 고령 임산부의 경우 유산율이 무려 12배나 차이가 났다. 물론 입덧은 임산부의 체질 및 건강 상태와 상당한 연관성이 있기 때문에 '입덧을 하지 않으면 아이의 머리가 나쁘다', '입덧을 하지 않으면 유산할 가능성이 많다'라고 단정지을 수는 없다.

입덧을 '음식물 속의 나쁜 미생물이나 화학물질로부터 태아를 보호하기 위한 자연의 섭리'라고 보는 견해도 있다. 영국 리버풀대학교의 크레이그 로버츠 박사가 21개국에서 발표된 56개의 입덧 관련 논문을 분석했더니 입덧은 진화 과정에서 태아를 보호하기 위해 여성의 몸에 미리 입력된 프로그램이라는 결론을 얻었다고 한다. 일반적으로 입덧은 설탕, 감미료, 카페인, 고기, 우유, 달걀, 생선을 먹었을 때 하는 경우가 많은데, 냉장고가 없었던 과거에 이 음식들로 인해 탈이 많이 나자 먹어서 나쁜 음식을 몸이 거부하도록 프로그래밍되었다는 것이다. 무엇보다 임신 3개월 정도가 되면 입덧이 사라지는데, 이때부터는 태아가 유해물질로부터 스스로를 보호할 수 있는 힘이 어느 정도 생겼기 때문이라고 한다.[6]

중요한 것은 입덧은 임신 기간에 생길 수 있는 자연스러운 증상이며, 결과적으로 임산부와 태아에게 도움이 되면 됐지 나쁜 결과를 만들지 않는다는 점이다. 그러므로 입덧이 괴롭고 힘들더라도 편한 마음으로 받아들여야 스트레스를 덜 받고 임산부와 태아의 건강에 도움이 된다.


## 입덧을 줄이는 식생활과 생활습관

입덧은 임산부의 식생활과 생활습관을 조금만 바꿔도 어느 정도는 줄일 수 있다.

우선 위에 부담을 주는 음식을 줄여야 한다. 우유, 기름진 음식, 카페인(커피, 홍차, 녹차, 초콜릿 등)이 대표적이다. 날음식도 먹어서는 안 된다. 임신 중에 날음식을 섭취하면 기생충이나 바이러스에 감염될 확률이 높고, 그로 인해 식중독이나 장염에 걸려서 한동안 고생할 수 있기 때문이다.

입덧은 빈속일 때 더 심해지니 크래커나 마른 곡류 식품을 조금씩 자주 먹고 수분을 충분히 섭취해야 한다. 그러나 기름지거나 양념이 강한 식품은 피하는 것이 좋다.

규칙적인 운동도 입덧을 완화하는 데 도움을 준다. 노르웨이의 한 학회에서는 임신 초기 임산부 105명을 대상으로 운동이 입덧 완화에 얼마나 효과가 있는지를 측정했다. 그 결과 12주 동안 총 19회 이상 운동을 한 임산부 중 60%가 구토와 메스꺼움이 줄었다고 했으며, 같은 기간 동안 총 24회 이상 운동을 한 임산부 중 73%가 입덧이 현저하게 줄었다. 운동은 태아에게도 영양소와 산소를 원활히 공급해 신체 발달에 도움을 주는 훌륭한 수단이다.[7]

## 입덧이 심할 때
## 증상 완화를 돕는 음식들

'입덧에 100% 좋은 음식'이란 있을 수 없지만 입덧이 심할 때 먹으면 도움이 되는 음식들이 있다. 다만 임산부가 먹기에는 자극적일 수 있으니 꼭 먹어야 할 때만 소량을 섭취하는 것이 좋다. 다양한 음식을 먹어보면서 자신만의 음식 리스트를 만드는 것도 도움이 될 수 있다.

### ● 레몬 등 신맛 음식

새콤한 맛은 임산부의 입맛을 돋우고 입덧을 다소 완화시켜준다. 입맛이 없을 때는 샐러드에 식초 드레싱을 뿌려서 먹어도 좋고, 레몬즙을 뿌려 먹거나 그 자체를 먹을 수도 있다. 감식초 등을 물에 타 마셔도 도움이 된다.

### ● 비빔냉면

고춧가루나 마늘 등 양념이 많이 들어간 비빔냉면 역시 임산부의 입맛을 돋우고 입덧을 가라앉혀준다. 다만 매운맛이 지나치게 강한 것은 많은 양을 먹어서는 안 된다. 너무 매우면 속쓰림 증상이 나타날 수 있고, 냉면 역시 밀가루가 들어간 음식이기 때문에 건강에 큰 도움이 되지 않는다. 입덧으로 힘들 때 가끔 적당량을 먹는다.

### ● 아이스크림

차갑고 단 음식을 먹으면 속이 시원하게 풀리고 구토 증상이 현저히 가라앉는다. 입덧은 일반적으로 음식 냄새에 매우 민감한데 차가운 아이스크림에서는 향긋한 냄새만 나기 때문이다. 하지만 너무 자주, 많이 섭취하면 배탈이 나고 비만의 원인이 될 뿐만 아니라 몸을 차갑게 만들어 혈액 순환에 좋지 않다. 아이스크림은 입덧이 심할 때만 임시방편으로 먹는 것이 좋다.

### ● 매실액

매실에는 피로를 없애고 장운동을 촉진시키는 유기산이 풍부해 더부룩한 속을 가라앉히는 데 탁월한 작용을 한다. 입덧이 심할 경우 매실 원액을 찬물에 타 마시면 도움이 된다. 하지만 매실액을 만드는 과정에 설탕이 많이 들어가므로 너무 많이 마시는 건 좋지 않다.

### ● 토마토

구토를 자주 하면 체내 수분이 부족해질 수 있다. 또 빈속을 피하기 위해 자주 음식을 먹다 보면 살이 찔 수 있다. 이럴 때 토마토가 도움이 된다. 수분을 충분히 공급할 수 있고, 열량이 낮아 살이 찔 염려가 없기 때문이다. 한입에 쏙 먹을 수 있는 방울토마토가 좋다.

# 임신 중 스트레스 해소에는 취미생활이 제격

임신 중에 스트레스를 받으면 출산 후 아기의 정서에 나쁜 영향을 미치게 된다. 과도한 스트레스는 신경호르몬을 대량 방출시켜 아기의 정상적인 스트레스 반응 시스템에 문제를 일으키기 때문이다. 또한 두뇌 발달이 정상적으로 이루어지지 않아 지능 발달이 늦고, 성격도 까칠해지며, 정서가 불안해 잠을 잘 못 자거나 사람이나 장소, 음식을 많이 가리는 등 예민해지기도 한다.

더 놀라운 사실은 아이가 '집단 따돌림'을 당할 가능성이 높아진다는 점이다. 영국 워릭대학교 디터 볼케 개발심리학

교수는 출산을 한 여성 1만 4천 명과 그 자녀들을 대상으로 연구한 결과, 임신 중 스트레스를 많이 받은 엄마에게서 태어난 아이들은 주변의 괴롭힘을 견디지 못하고 너무 쉽게 울거나 도망친다는 점을 발견했다. 이러한 행동은 또 다른 집단 따돌림을 부를 가능성이 높다. 그러니 아이의 미래를 위해 임신 기간에는 더 특별히 스트레스 관리에 신경을 써야 한다.

## 취미활동은 장기적인 정신 건강까지 보장

임산부가 스트레스를 받지 않기란 어려운 일이다. 배는 점점 불러오고, 체중은 늘고, 움직임이 둔해지고, 사회생활에 제약이 생기면서 감정의 기복이 심해지기 때문이다. 그렇더라도 스트레스를 절대 방치하면 안 된다.

임신 중 스트레스에는 3단계로 대처할 수 있다.

1단계는 받은 스트레스를 그때그때 푸는 것이다. 스트레스는 계속 축적되다가 어느 순간 확 터지는 경향이 있다. 이러한 경우를 예방하는 방법은 그때그때 풀어버리는 것이다. 이를 위해서는 평소에 많이 웃는 것이 제일 중요하다. 긍정적이고 유쾌하게 시간을 보내면 긴장이 풀리고 혈관이 이완

되어 혈액 순환도 원활해진다.

사회적 관계를 유지하는 것도 스트레스 해소에 좋다. 동네 문화센터에서 다양한 강좌를 듣거나, 취미활동 모임에 참여해 사람들과 교류하고, 인터넷 임산부 커뮤니티를 통해 같은 지역에 사는 임산부들을 만나 함께 소통하면 고립감에서 벗어날 수 있다.

2단계는 스트레스를 받지 않는 환경에 있는 것이다. 가장 좋은 환경은 숲이다. 나무가 많은 숲이나 공원에 수시로 가면 긴장이 풀리고 피로감을 줄일 수 있다. 복식호흡을 하는 것도 즉각적인 스트레스 퇴치에 어느 정도 도움이 된다. 많은 양의 산소를 한꺼번에 들이마시기 때문에 스트레스로 인한 긴장감이 완화되면서 마음이 편해지고, 무엇보다 혈압과 심장박동이 안정된다.

족욕을 하는 것도 도움이 된다. 일반적으로 스트레스를 받으면 심장이나 간에 열이 쌓이는데, 이때 족욕을 하면 신장의 차가운 기운이 상체 쪽으로 상승하면서 심장이나 간의 뜨거운 기운을 식혀주고 기혈의 순환을 개선한다. 가슴이 두근거리는 현상과 초조함도 다스릴 수 있다.[8]

3단계는 취미생활로 정신 건강을 추구하는 것이다. 장기적으로 정신 안정을 찾는 가장 좋은 방법이 자신에게 맞는 취미활동을 하는 것이다. 특히 십자수는 작업 과정이 섬세하고 차

분해 마음을 안정시키는 것은 물론 손 운동을 하기 때문에 태아의 두뇌 발달에도 도움이 된다.

서예 역시 임산부에게 좋은 취미활동이다. 단지 글씨를 쓴다는 생각보다는 예술활동의 하나로 봐야 한다. 먹을 갈면서 정신을 집중할 수 있으며, 강한 정신력을 기를 수 있고, 글을 쓰거나 그림을 그리는 과정을 통해 인내심이 길러지고, 성격이 차분해진다.

태아는 임산부인 엄마가 보고 듣고 느끼고 냄새 맡은 것을 그대로 함께한다. 그런 점에서 꽃꽂이 역시 좋은 취미활동이다. 다양한 빛깔의 꽃을 통해 태아에게 시각적 자극을 줄 수 있으며, 꽃을 다듬으면서 느낌을 전달할 수 있다. 게다가 꽃에서는 좋은 향기가 나기 때문에 후각적 자극도 줄 수 있다.

앞으로 태어날 아기를 생각하면서 펠트로 아기용품을 만드는 것도 좋은 취미활동이다. 손을 계속 움직이기 때문에 태아의 두뇌 발달에 좋고, 태어날 아기에 대한 기대감과 희망을 키울 수 있어 임신 중의 불안 해소에도 도움이 된다. 무엇보다 출산 후에 구매해야 할 아기용품을 만들면서 아기에 대한 사랑이 샘솟는데 그 마음이 태아에게도 전달된다.

음악을 취미활동으로 하고 싶다면 피아노를 추천한다. 피아노 소리는 태아의 감성과 청각을 자극해 태아가 감성이 풍부한 아이로 자랄 수 있게 한다.

# 임신 기간과
# 출산 후에 하면
# 좋은 운동

임산부는 생명을 잉태하고 있기 때문에 운동도 가려서 해야 한다. 임산부에게 좋은 운동으로는 걷기, 고정식 자전거타기, 수영, 요가 등이 있다.

반면에 과격한 운동은 반드시 피해야 한다. 스키, 승마, 체조, 테니스, 라켓볼, 고지대 운동, 스쿠버 다이빙 등이다. 또한 저혈당을 유발할 수 있으니 공복에 운동을 해서는 안 되며, 숨을 참아야 하는 그 어떤 종류의 운동도 해서는 안 된다.

## 임신 중엔 걷기, 요가, 아쿠아 에어로빅이 좋아

걷기는 임산부의 뇌세포를 활성화하고 기분을 전환시켜 우울증을 완화하며, 태아에게 영양소와 산소를 충분히 공급하는 데도 도움이 된다. 다만 임산부의 평소 운동량과 체력에 맞춰서 걸어야 한다. 평소에 운동을 하지 않았던 임산부가 갑자기 운동량을 늘리면 오히려 무리가 된다. 가볍게 하루 5분 정도로 시작해 점차 걷는 시간과 거리를 늘려나가는 게 좋다. 체력에 자신이 있더라도 걷는 시간이 하루에 1시간을 넘겨서는 안 된다.

고정식 자전거는 심폐 기능을 향상시키고 체력을 키워주는 유산소 운동이다. 체중이 하체에 직접적으로 전달되지 않기 때문에 관절의 부담이 적고, 바닥에 고정되어 있어서 안전하게 운동할 수 있다. 또 실내에서 날씨에 구애받지 않고 얼마든지 할 수 있기 때문에 꾸준히 할 수 있다.

수영은 물속에서 몸을 가볍게 해 태아나 임산부를 매우 편안한 상태로 만들어준다. 만삭에 가까워질수록 임산부는 몸의 균형을 잡기가 힘든데, 물속에서는 그런 문제가 없기 때문에 임신 초기부터 만삭 때까지 꾸준히 할 수 있다. 다만 찬물보다는 미지근한 온수에서 하는 것이 좋고, 수영을 못하는 임산부라면 아쿠아 에어로빅이나 물속에서 걷는 것도 충분히 운동 효과를 볼 수 있다.

요가는 근육을 이완하고 자궁이나 골반의 근육을 단련시키기 때문에 출산 시 순산에 도움이 될 수 있다. 다만 근육을 과도하게 수축하거나 관절을 심하게 늘리는 동작은 피하고, 호흡을 참아서는 안 된다. 요가와 명상을 함께 하면 심신의 편안함을 추구할 수 있고, 기분 전환에도 상당히 도움이 된다.[9]


## 출산 후, 강도를 조절하며 운동하기

출산 후에도 운동을 계속해야 한다. 단, 모유 수유를 하는 경우에는 운동할 때 강도 조절에 신경을 써야 한다.

고강도 운동을 한 산모의 모유는 젖산이 축적되어 시큼한 맛이 나기 때문에 아기들이 잘 먹지 않는다. 그러면 아기의 영양 관리에 문제가 생길 수 있다. 그러므로 운동은 산모의 몸 상태를 감안해 적당한 강도로 적당량 해야 하며, 운동 중에는 물을 많이 마셔서 모유의 맛이 변질되는 것을 막아야 한다. 고강도 운동을 하려면 운동 전에 유축기로 모유를 짜두는 것도 하나의 방법이다.

운동 후 30분 안에 만들어진 모유는 아예 아기에게 먹이

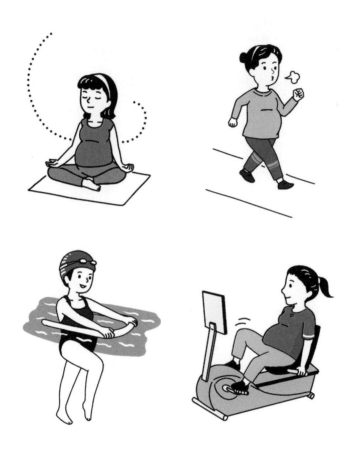

임산부는 일반인과는 몸 상태가 다르기 때문에
운동도 가려서 해야 한다.
과격한 운동은 피하고 걷기, 고정식 자전거 타기, 수영, 요가 등
몸에 무리가 가지 않는 운동을 하는 것이 좋다.

지 말아야 한다. 출산 후 4~5개월 정도 지난 후에는 운동 후에 모유를 먹여도 큰 상관은 없다.

　미국 보건복지부에 의하면 일주일에 중간 강도의 운동을 150분 이상 하는 것이 좋다. 일주일로 따지면 하루 20~30분 정도의 운동량이다. 그러나 30분 정도의 짬을 내기가 쉽지 않다면 아침과 오후, 밤에 10분씩 세 번으로 나눠서 해도 된다.

## :: 출산 후 시기별 운동법과 운동량

| 시기 | 운동법과 운동량 |
|---|---|
| 출산 직후<br>1주일 | 임신 중에 혈액 및 림프액의 흐름이 다소 나빠질 수 있으니 출산 직후라도 아주 간단한 운동을 통해 혈액과 림프액의 순환을 촉진해야 한다. 어깨를 위아래로 움직이거나 손을 쥐었다 펴기, 누워서 무릎을 가슴으로 천천히 끌어 올렸다가 내리기 등의 운동이 도움이 된다. |
| 출산<br>3개월까지 | 출산 과정에서 그 어떤 부위보다 많은 역할을 하고 혹사를 당하는 부위는 골반이다. 출산 후에는 골반을 바로잡고 강화하는 것에 최선을 다해야 한다. 똑바로 눕거나 선 상태에서 항문을 조였다 풀었다 하는 운동이 도움이 될 수 있다. |
| 출산<br>3개월 이후 | 이때부터는 일반인과 거의 동일하게 운동할 수 있다. 이 시기의 운동 목표는 임신 전 체중으로 돌아가는 것이다. 임신 중에 찐 뱃살이나 엉덩이, 허벅지 등에 붙은 살은 산후에 바로 빼주지 않으면 산후비만으로 이어지기 쉽다. 체중 감량을 위해 식단을 조절하려면 음식량을 갑자기 줄이거나 저열량으로 먹는 것보다 임신 중에 많이 먹었던 간식의 양을 줄이는 방법이 바람직하다. 섭취 열량을 줄이면 아기를 돌보다가 체력적인 한계를 느낄 수 있기 때문이다. 수유하고 아기를 안거나 유모차를 끌기만 해도 최소 300kcal 이상이 소모되므로 아기를 제대로 돌볼 수 있는 체력을 항상 비축해야 한다. |
| 출산<br>6개월 이후 | 적극적으로 스트레칭을 한다. 관절이 완전히 정상적으로 돌아왔기 때문에 스트레칭을 해도 무리는 없다. 보폭을 크게 하며 걷기, 몸을 양쪽으로 비틀기, 엉덩이를 뒤로 뺀 채 무릎을 구부리면서 반쯤 앉았다가 일어서기(스쿼트)도 도움이 될 수 있다. |

(출처 : 배지영, '출산 후 몸매 관리는 6개월 후? 천만의 말씀!', 헬스조선, 2010년 4월 22일)

# PART 2

엄마와 아기의
건강을 책임질
**임산부의 영양 관리**

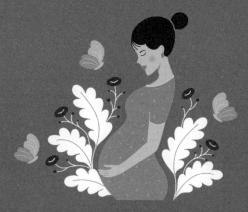

임산부에게는 여러 모로 최적의 환경이 제공되어야 한다. 그 중에서 가장 중요한 것을 꼽으라면 단연 '충분한 영양 섭취'이다. 이는 임산부의 건강은 물론 태아의 건강에 있어 제1의 조건이고 절대적 조건이라고 해도 과언이 아니다. 태아의 뼈와 근육, 장기와 두뇌 발달은 임산부가 섭취한 음식물에 의존하기 때문이다. 하지만 일반적인 식사만으로는 필요한 영양을 온전히 공급하기 힘들다. 이번 장에서는 임산부가 영양 섭취를 충분히 할 수 있는 다양한 방법들을 알아보자.

# 아기의 평생 건강을 결정하는 임산부의 영양 상태

임산부가 영양을 충분히 섭취해야만 태아도 건강해진다는 것은 누구나 아는 상식이다. 그런데 우리가 알고 있는 것보다 훨씬 더 임산부의 영양 상태가 중요하다면?

한마디로 임산부의 영양 상태는 단지 태아의 발육과 성장에만 관여하고 마는 것이 아니다. 출생 이후 아기가 성인이 되고, 더 나아가 그 아이가 낳은 자녀의 건강에도 영향을 미칠 만큼 아주 중요하다. 즉 아기의 평생 건강과 그 2세의 건강까지 좌우한다고 해도 과언이 아니다.

## 임신 중 영양 섭취의 중요성을 밝힌 연구들

하버드대학교는 임산부의 영양 관리에 대한 20년간의 연구 결과를 담은 보고서를 펴냈다. 이 보고서는 다음과 같이 단언하고 있다.

"우리는 오랫동안 임산부의 건강한 식생활이 중요하다고 믿어왔다. 지난 20년 동안의 연구 결과는 임신 기간의 영양 섭취가 우리가 생각했던 것보다 더 결정적일 수 있다는 것을 보여준다. 즉 태아기의 영양 상태가 한 개인의 건강, 신진대사 그리고 만성질환의 위험성 등 평생 건강에 지속적인 영향을 미친다는 사실이 입증된 것이다. 이러한 연구는 임산부의 건강이 출산뿐만 아니라 아기가 건강한 성인으로 자라는 데도 영향을 끼친다는 것을 보여준다."[10]

태아의 건강 상태가 성인이 되어서도 영향을 미친다는 사실은 1980년대부터 본격적으로 실시된 연구에 의해 밝혀졌다. 당시 영국의 역학연구가인 데이비드 바커는 영아 사망률이 높은 지역이 다른 지역에 비해 성인의 심혈관 질환 사망률이 높다는 사실을 발견했다. 태아 시절의 건강 상태와 성인이 된 후의 건강 상태의 연관관계를 조사하던 데이비드 바커는 '태아기의 건강이 성인 이후의 건강에 영향을 미친다'는 결론에 도달했다.

또한 출생 1년 후 같은 또래 아기들의 평균 체중(여아 9.4kg, 남아 9.9kg)보다 적은 8.2kg의 아기는 체중이 평균 이상인 아기보다 훗날 심혈관 질환으로 사망할 확률이 거의 3배나 높았다. 심혈관 질환뿐만 아니라 비만 혹은 과체중, 당뇨병 역시 비슷한 연관관계가 있었다. 이러한 사실은 자궁 내에서의 불량한 영양 상태가 태아의 신진대사에 지속적인 변화를 초래하고 결국에는 성인이 되어서도 영향을 미친다는 것을 보여준다.

이러한 연구 결과를 하버드대학교에서는 다음과 같이 세 가지로 결론지었다.

① 태아기의 불충분한 영양 섭취는 성인이 되었을 때 만성질환에 걸릴 위험성을 높인다.

② 자궁 내 환경은 태아의 신진대사를 변화시켜 성인이 되었을 때의 건강에도 영향을 미친다.

③ 임산부가 균형 잡힌 식단으로 자신의 몸을 돌보는 것, 적절한 체중을 유지하는 것, 임신 전이나 임신 중에 건강을 관리하는 것은 순조로운 출산과 아기의 장기적인 건강에 매우 중요하다.

이러한 사실은 2차 세계대전 당시 네덜란드에서 실시된

**:: 임신 시기별 태아의 발달**

| 임신 시기 | 태아의 발달 |
|---|---|
| 임신 초기<br>(0~11주) | 임산부의 겉모습에 큰 변화가 없어서 임신 사실을 모르는 경우가 있다. 이 기간에는 태아의 두뇌, 심장 등 주요 기관들이 발달하기 시작하고, 얼굴의 형태가 점점 뚜렷해진다. 태아는 소변을 배출하고, 양수를 삼키게 된다. 임산부는 입덧이 서서히 시작된다. |
| 임신 중기<br>(12~27주) | 임산부는 입덧이 줄어들고 식욕이 왕성해진다. 태아의 얼굴이 구체적으로 형성되고 성별도 구별된다. 귀가 발달하기 때문에 바깥세상의 소리도 인식할 수 있다. 머리카락이 생겨나는 것도 바로 이 시기이다. 체중은 1kg 정도가 된다. 두뇌도 급격하게 발달하고, 심장이 분당 110~120회 정도 뛰면서 순환기 계통의 발달이 완료된다. 신경세포도 발달하고, 관절을 중심으로 팔다리를 움직일 수 있는 상태가 된다. |
| 임신 후기<br>(28주 이후) | 태아의 체중이 급격하게 늘기 때문에 임산부의 배가 보름달처럼 불룩해진다. 태아의 각 신체기관이 완성된 형태로 발달하고 성기도 점차 발달하고 폐도 발달하기 때문에 호흡을 연습하기도 한다. 얼굴 주름이 서서히 사라져 온전한 얼굴이 된다. 출산을 준비하는 시기이기 때문에 머리를 아래로 돌리기 시작한다. |

또 다른 연구에서도 확인되었다. 당시 전쟁의 포화 속에서 고통을 받아야 했던 네덜란드 국민들은 하루 평균 1,800kcal 정도를 섭취했다. 하지만 역사적으로 '네덜란드 기근(Dutch Famine)'으로 불렸던 6개월간의 가혹한 시기에는 하루 800kcal 정도밖에 섭취하지 못했고, 임산부도 마찬가지였다. 이 시기에 태어난 아기들이 자라 성인이 되었을 때 건강

상태를 점검했더니 영양 섭취를 충분히 했던 아기들보다 심장병에 걸릴 확률이 3배, 조현병에 걸릴 확률이 2.7배나 높았으며, 당뇨병에 걸릴 확률 역시 유의미하게 높았다.

임신부의 영양 상태가 무엇보다 중요하다는 사실이 많이 알려졌음에도 불구하고 현실에서는 조산아(임신 기간 37주 미만)와 저체중아(출생 시 체중이 2.5kg 이하인 아이)의 비율이 점점 증가하고 있다. 물론 조산아와 저체중아 출산의 원인은 다양하지만 임산부의 영양 상태와 무관하다고 볼 수 없다. 임신 중 임산부의 체중 증가가 잘되지 않은 경우에 조산의 위험성이 늘어난다는 보고도 있고, 임신 기간에 음주, 흡연, 카페인 과잉 섭취, 영양 부족으로 저체중아를 출산한다는 연구 결과도 있기 때문이다.

통계청에 따르면 우리나라의 조산아 비율은 2000년 3.8%에서 2010년 5.8%로 늘어났고, 같은 기간 저체중아의 비율도 3.8%에서 4.9%로 증가했다. 겉으로 보면 먹을거리가 풍부해지고 임산부들의 인식도 발전한 것 같지만 여전히 영양 상태가 열악한 임산부가 많은 것이다. 태아의 건강한 성장과 순조로운 출산을 위해서는 상식적인 기준 이상으로 임산부의 영양 섭취에 신경을 써야 함을 잊지 말아야 한다.

# 건강한
# 태아를 위한
# 임산부의 식생활

우리는 영양소를 대부분 식사를 통해 섭취하기 때문에 영양의 균형이 잡힌 식생활을 유지하는 것이 매우 중요하다. 그러나 임산부들은 하루가 다르게 불어나는 몸과 호르몬의 변화, 식욕의 변화, 그리고 출산에 따른 불안과 두려움 때문에 식사를 제대로 하지 못할 때가 많다. 그렇더라도 임산부의 영양 섭취는 자신의 건강은 물론 태아의 건강을 위해 절대적으로 중요한 만큼 반드시 영양의 균형이 잡힌 식생활을 해야 한다.

## 필요한 열량만큼만 규칙적으로 식사하기

임산부가 반드시 지켜야 할 첫 번째 식생활은 규칙적인 식사다. 규칙적으로 식사를 하면 폭식할 일이 적고 영양 공급을 정상적으로 할 수 있다. 임산부의 경우 기분에 따라서, 몸의 컨디션에 따라서 식사를 불규칙적으로 할 가능성이 일반인보다 높다. 배가 고플 때는 두세 그릇씩 밥을 먹고, 반대로 속이 거북하고 입덧이 있으면 과자 부스러기를 집어 먹고 만다. 그러면 태아는 규칙적으로 영양이 공급되지 않는다고 생각해 불안감에 손을 빠는 경우가 많다.

또 임산부가 필요한 만큼의 열량을 섭취하지 않으면 태아가 섭취해야 할 열량도 부족해지는데, 이를 방지하기 위해서 임산부의 몸은 지방을 분해해 태아에게 열량을 공급하려 한다. 이 과정에서 '케톤체'라고 불리는 산성 물질이 만들어져 태아의 발육과 두뇌 발달에 손상을 입힐 수 있으니 입맛이 떨어지면 새콤달콤한 음식으로 식욕을 돋우거나 특별식을 만들어서라도 식사를 하는 것이 좋다.

다만 먹는 양은 신경 써서 조절해야 한다. 임신 중에 과식을 하면 고혈압이나 임신성 당뇨에 걸릴 수 있다. 일반적으로 임신 중의 체중 증가는 평소보다 10~12kg 정도 늘어나는 것이 정상이다. 그러나 임신 전에 이미 표준 체중을 20%

이상 넘어서는 과체중이었다면 7kg 정도만 늘리는 것이 건강에 좋다.


## 식이섬유는 늘리고, 카페인은 줄이고

식사의 질에도 많은 신경을 써야 한다. 임신 기간 내내 태아는 거침없이 자신의 몸을 만들어나간다. 이런 상황에서 임산부가 패스트푸드로 배를 채우거나 자극적인 분식으로 식사를 대신하면 염분을 과잉 섭취하게 되어 임신중독증이나 산후 비만에 걸릴 수 있다. 이런 음식은 변비에 걸릴 가

**:: 임신 주기별 권장 섭취열량**

| 임신 주기 | 권장 섭취열량 |
|---|---|
| 임신 초기<br>(0~11주) | 하루 섭취열량 권장량은 2,000kcal로 비임신 여성(1,900kcal)보다 우유 1잔을 더 섭취하면 된다. |
| 임신 중기<br>(12~27주) | 하루 섭취열량 권장량은 2,340kcal로 임신 초기보다 곡류 0.5단위(쌀밥 1/2공기), 고기·생선·달걀·콩류 중 1단위(소고기 기준 60g), 과일 1단위(귤 1개), 유제품 1단위(우유 200ml)가 추가된 양이다. |
| 임신 후기<br>(28주 이후) | 하루 섭취열량 권장량은 2,450kcal로 임신 중기보다 단백질 식품군만 1단위 더 섭취하고, 출산 후에는 임신 중기와 비슷한 양의 식사를 한다. |

(출처 : 식품의약품안전처, '임산부를 위한 건강 레시피')

능성도 높인다.

임산부는 조금만 소홀하면 변비에 걸릴 수 있다. 임신 중에는 프로게스테론이라는 임신 호르몬이 분비되는데, 이 호르몬이 위의 운동을 약화시켜 변비를 유발한다. 또 임산부는 의도적으로 활동량을 줄이는 경우가 많은데, 그러면 장운동이 더뎌져서 변비를 악화시키는 요인으로 작용한다. 변비에 걸리면 태아가 커갈수록 자궁이 확장되면서 하반신 전체에 압력을 주고, 결국 치질로 진행된다. 임산부가 변비로 고생하지 않으려면 식이섬유가 풍부한 음식을 섭취하고 유산균을 함께 먹으면 도움이 된다.

카페인도 피하거나 섭취 횟수를 줄여야 한다. 지나친 카페인 섭취는 조산이나 유산의 가능성을 높이고 저체중아를 출산하게 만든다. 또한 체내 흡수율이 상당히 낮은 철분의 흡수를 방해한다. 철분제를 먹으면서 카페인을 먹는 것은 어리석은 일인 것이다. 임신 기간에는 카페인 섭취량을 1일 300mg 이하로 줄여야 한다.


## 몸에 좋은 음식도 가려 먹어야

생선은 건강에 좋은 식품이지만 먹을 때 주의가 필요하

다. 등 푸른 생선인 고등어, 꽁치, 청어 등은 태아의 두뇌 발달에 좋아 권장하는 식품이지만 참치와 연어 등 몸집이 비교적 큰 생선은 중금속이 축적되어 있을 수 있어 가급적 피하는 것이 좋다.

볶음이나 조림류도 임산부들이 피해야 할 음식이다. 임신 중에는 소화 기능이 약해져서 이런 음식들을 먹으면 소화가 잘 안 되어 속쓰림 등이 생길 수 있다.

식품을 고를 땐 제철 식품, 자연 상태의 식품, 우리 땅에서 나는 식품을 선택할 필요가 있다. 제철 식품이 아닌 경우에는 비닐하우스에서 재배된 경우가 대부분으로, 영양소가 기대했던 양보다 훨씬 적게 들어 있기 때문이다. 그리고 우리나라에서 나는 식품을 먹어야 하는 이유는, 바나나 등의 수입 과일은 변질을 막기 위한 첨가물이 묻어 있기 때문이다. 실제로 바나나 자체는 영양학적 가치가 충분하지만 수입 과정에서 다량의 방부제를 사용하는 경우가 많다.

수분 섭취에도 신경을 써야 한다. 물론 수분 섭취는 누구에게나 매우 중요하지만, 임신하면 혈액의 양이 40% 이상 증가하기 때문에 임산부는 수분을 충분히 섭취해야 한다. 만약 수분이 충분히 공급되지 않으면 혈액이 탁해지거나 농도가 짙어지면서 혈액 순환이 잘되지 않고 두뇌를 비롯한 각종 장기에 산소와 영양소가 원활하게 공급되지 않는다.

임산부들이 하루에 섭취해야 할 물의 양은 1,000~1,500㎖다. 작은 물컵으로 10컵에 해당하는 양이다. 다만 보리차나 결명자차 등의 차는 대부분 이뇨작용이 있어 수분의 체내 흡수율을 떨어뜨리니 순수한 물을 섭취하는 것이 가장 좋다.

식생활에서 반드시 지켜야 할 것은 '저칼로리 고단백' 식사다. 임산부의 경우 '잘 먹어야 한다'는 생각에 무턱대고 많이 먹을 가능성이 높다. 특히 가족이나 친구들이 챙겨준다며 음식을 해주거나 외식을 권유하는데, 그러면 과식할 가능성이 높다. 그러나 이런 유혹을 물리치고 저칼로리 고단백 식생활을 하면 임신 초기에 입덧으로 인해 약해진 체력을 보강할 수 있고, 왕성한 식욕 때문에 생길 수 있는 비만과 각종 임신성 질병에서도 자유로워질 수 있다.

임산부의 식생활은 바로 태아의 식생활이라서 임산부가 식생활에 신경 쓰지 않으면 태아의 식생활이 엉망이 된다. 태아는 아무런 선택권도 없는 상황에서 엄마가 주는 것을 그대로 받아먹기 때문이다. 그러니 조금 힘들더라도 최선을 다해서 식생활에 신경을 써야 한다.

# 임산부라면 반드시 섭취해야 하는 영양소들

배 속에서 새로운 생명을 키워야 하는 임산부는 전반적인 생리현상, 신진대사, 호르몬 분비가 일반인과 다를 수밖에 없다. 이는 임산부에게 필요한 영양소와 일반인이 필요로 하는 영양소가 다르다는 것을 의미한다. 임산부가 임신 중에 꼭 먹어야 하는 영양소에 대해 잘 몰라 챙기지 않으면 임신 중 자신의 건강이 위협받는 것은 물론, 태아의 신체 발육 및 두뇌 발달에도 심각한 문제가 생길 수 있다.

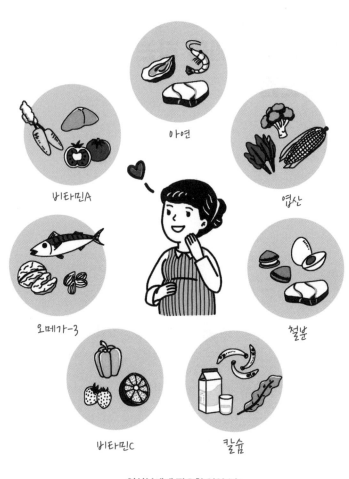

아연

비타민A

엽산

오메가-3

철분

비타민C

칼슘

임산부에게 필요한 영양소는
일반인이 필요로 하는 영양소와 다르다.

## 아연 : 태아의 왕성한 세포분열을 돕는다

아연(Zinc)은 임신 초기에 집중적으로 섭취하고, 이후에도 꾸준히 섭취해야 하는 영양소다. 임신 초기에 아연이 부족하면 태아의 면역 기능과 두뇌 발달에 문제가 생길 수 있기 때문이다. 무엇보다 아연은 면역력을 강화시킨다. 그런데 영양 섭취에 신경을 쓰는 임산부조차 아연에 대해서는 생소해하는 경우가 종종 있다.

아연은 '생명체의 생식과 번식'에 관여하기 때문에 생명을 잉태한 임산부에게는 반드시 필요한 영양소다. 자세히 말하면, 아연은 DNA와 RNA의 합성에 관여해 세포가 정상적으로 분열하도록 도움을 준다. 태아는 엄마의 배 속에 있는 동안 계속해서 세포를 분열하고 합성하면서 성장하는데, 이 과정에서 아연의 역할이 매우 중요한 것이다.

아연은 '필수 미량 원소'로, 우리 몸에 필수적이지만 아주 적은 양만 필요로 한다. 적은 양으로도 다양한 생체활동을 위한 효소의 성분이 되며, 세포분열과 면역작용에 중요한 역할을 한다.

아연의 1일 섭취 권장량은 일반인은 약 10mg, 임산부는 15mg 정도다. 만약 200mg 이상 과잉 섭취하면 무기력, 빈혈, 어지럼, 복통, 구토 등의 부작용을 겪을 수 있다.

## ●● 아연이 풍부한 식품

주로 동물성 식품에 많은데, 소고기가 아연의 좋은 공급원이다. 조개·굴·게·새우와 같은 어패류, 견과류, 씨앗류에도 함유되어 있다. 귀리, 순무, 파슬리, 생강, 리마콩, 감자, 마늘, 당근, 메밀, 통밀, 검은콩, 완두콩 등에도 함유되어 있다.


# 엽산 : 부족하면 기형아 출산 가능성이 높다

비타민B군에 속하는 수용성 비타민인 엽산(Folate, 비타민 B9)은 임신 첫 한 달 동안 DNA와 관련해서 태아의 성장에 큰 영향을 미친다.

임신 첫 한 달은 태아의 뇌세포, 기본 신경계, 뼈와 장기가 완성되는 시기이다. 이 시기에 엽산을 충분히 섭취하지 못하면 신경관이 결손(무뇌아, 이분 척추)된 아기가 태어나거나 다운 증후군, 구개열(입술이 갈라지는 선천성 안면 기형증)과 같은 기형을 가진 아이가 태어날 가능성이 높으며, 아예 유산될 수도 있다. 중요한 사실은 신경관 결손은 임신 4주 이전에 발생한다는 점이다. 따라서 임신을 원하는 여성들은 임신 3개월 전부터 임신 17주경까지는 매일 $400\mu g$ 이상의 엽산을 반드시 섭취해야 한다.

엽산은 임신 첫 한 달 동안에는 일반 성인의 하루 섭취 권장량인 400μg보다 약 3배 많이 섭취해야 한다. 아무리 못해도 최소 800μg은 섭취해야 한다. 엽산은 수용성 비타민이라 과잉 섭취를 해도 소변으로 배출된다. 다만 임신 후기에 엽산을 너무 많이 섭취하면 출산 후 아기에게 천식이 생길 수 있다는 연구 결과가 있으니 임신 후기에는 적정량을 지켜서 섭취해야 한다.

### ● ● 엽산이 풍부한 식품

브로콜리·시금치 등의 녹황색 채소, 옥수수, 참외, 해바라기씨, 딸기, 양배추, 아스파라거스, 순무, 오렌지주스, 대두, 발아밀, 파파야, 멜론, 닭과 소의 간, 완숙 달걀, 두유 등에 많이 들어 있다.

## 철분 : 태아와 임산부의 혈액을 구성한다

철분(Iron)은 임신 기간 동안은 물론 출산 후 3개월 정도까지 지속적으로 섭취해야 하는 영양소다. 임신 중에는 임산부의 혈액량이 무려 40% 이상 증가하는데 만약 혈액을 구성하는 성분인 철분이 부족하면 빈혈이 생길 수 있기 때문이다.

철분은 태아의 정상적인 성장과 발육에도 중요한 역할을 한다. 무엇보다 임신 후기에 태아는 엄마로부터 공급받은 철분 및 기타 영양소를 저장해놓았다가 출생 후 모유엔 거의 없는 철분을 보충하며 성장한다.

임산부의 하루 철분 섭취 권장량은 20~24mg 정도이고 출산 후 3개월까지 지속적으로 섭취하는 것이 좋다.

**●● 철분이 풍부한 식품**

달걀, 굴, 대합, 소고기, 해조류, 깻잎, 건포도에 많이 함유되어 있다. 철분은 체내 흡수율이 매우 낮기 때문에 오렌지주스나 자몽주스와 함께 섭취하면 흡수율을 높일 수 있다.


## 칼슘 : 태아의 뼈와 치아를 구성한다

칼슘(Calcium)은 임신 직후부터 출산 때까지 꾸준히 섭취해야 한다. 칼슘의 99%는 뼈와 치아를 만드는 데 사용되지만 그중 1% 가량은 혈액을 타고 돌아다니면서 근육이나 신경의 기능을 조절하고 혈액응고를 돕기도 한다.

임신을 하면 인체는 칼슘의 배설을 억제한 뒤 이를 뼛속에 차곡차곡 축적했다가 태아가 필요로 할 때 언제든지 활용한다. 그래서 만약 임산부의 몸에 칼슘이 충분하지 않으면 태아가 필요로 하는 양을 제공하지 못하는 것은 물론, 임산부의 골밀도는 계속 낮아져 골감소증이나 골다공증에 걸릴 가능성이 높아진다.

철분과 칼슘을 동시에 섭취하면 서로의 흡수를 방해하므로 아침과 저녁으로 시간차를 두고 섭취해야 한다.

**●● 칼슘이 풍부한 식품**

멸치, 다시마, 마른 새우, 뱅어포, 정어리, 해삼, 미역, 참깨, 양배추, 우유, 치즈 등에 많이 함유되어 있다.

## 비타민C : 태아의 두뇌 발달에 꼭 필요하다

비타민C는 임신 기간은 물론 출산 후, 그리고 평상시 일반 성인의 건강에도 꼭 필요한 영양소다. 무엇보다 임신 중 비타민C는 태아의 두뇌 발달에 매우 중요한 영향을 미친다. 즉 두뇌의 화학적인 신호를 완성시키고 적절하게 콜라겐을 형성한다. 비타민C가 부족해서 생기는 태아의 두뇌 손상은 출생 후에는 개선할 수 없다. 뒤늦게 다량을 섭취해도 임신 중에 생긴 문제를 복구할 수 없는 것이다. 똑똑한 아기를 낳기 위해서라도 비타민C는 반드시 섭취해야 한다.

더 나아가 비타민C는 면역력 강화, 항산화, 태반 강화 등의 작용을 한다. 면역세포를 강화해서 바이러스 및 박테리아에 의한 각종 질병으로부터 태아와 임산부를 보호하는 역할도 한다. 비타민C가 부족하면 기력이 떨어지고, 유산이나 조산의 가능성도 높아진다.

임산부의 하루 섭취 권장량은 110mg이다. 이는 일반 성인의 섭취 권장량보다 10mg 정도 많은 양이다.

비타민C는 과일에 많이 들어 있지만 입덧과 식욕의 변화로 다양한 과일을 섭취하기 힘들다면 영양 보충제가 도움이 된다. 영양 보충제는 천연 원료로 만든 제품을 선택해야 한다. 합성 비타민 보충제에는 합성색소, 합성감미료와 같은 첨가물이 들어 있으며, 심지어 심혈관 질환이나 뇌졸중을 일으킬 수 있는 경화유가 첨가된 제품도 있다. 반면, 천연 비타민 보충제는 자연물에서 원료를 추출해 만들기 때문에 소화 흡수가 잘되고, 체내 대사율이 높고, 권장량 이상으로 복용해도 부작용이 적다.

#### ●● 비타민C가 풍부한 식품

오렌지·딸기·사과·레몬·감귤류 등의 과일에 풍부하게 들어 있으며, 브로콜리·피망·고추·당근·양배추·토마토 등의 녹황색 채소에도 많이 함유되어 있다.

## 오메가-3 지방산 : 미숙아와 저체중아 출산을 예방한다

오메가-3 지방산은 임신 4개월부터 8개월까지 집중적으로 섭취하는 것이 좋다. 이 시기에는 태아 두뇌의 약 79%가 형성되고 신경조직도 만들어지기 때문이다. 다만 출산 직전에는 출산 중의 지혈 작용을 방해할 수 있기 때문에 섭취량을 줄일 필요가 있다.

임신 중 오메가-3 지방산의 섭취는 혈중 콜레스테롤(LDL)과 중성지방을 낮추고 피가 뭉치는 혈전을 방지함으로써 심혈관 질환을 예방한다. 태아의 눈과 두뇌 발달에도 영향을 주고, 임산부의 산후 우울증과 유방암 발생률을 낮추며, 저체중아나 미숙아 출산의 위험성도 낮춘다.

하루 섭취 권장량은 200~300mg 정도인데, 음식만으로 권장량을 섭취하기 어려우면 영양 보충제로 오메가-3 지방산을 보충하는 것이 좋다. 영양 보충제를 선택할 때는 DHA, EPA가 얼마나 함유되어 있는지를 꼭 살피고, 유통 과정에서 산화될 수 있으니 유통기간을 꼭 확인해야 한다. 산패된 오메가-3 지방산은 그 자체로 발암물질이다.

● ● **오메가-3 지방산이 풍부한 식품**

정어리·고등어와 같이 등 푸른 생선에 풍부하게 함유되어 있으며, 아몬드·호두·잣 등의 견과류, 미역·다시마·김 등의 해조류, 호박씨·대마씨·아마씨·참깨 등의 씨앗류, 케일·시금치·겨잣잎 등의 녹황색 채소에도 많이 들어 있다.

## 비타민A : 시각 발달과 면역 강화를 돕는다

비타민A는 태아의 시각 발달과 면역 기능 강화에 큰 역할을 한다. 초기 태아의 성장과 발달에도 영향을 미치기 때문에 임신 기간에 반드시 섭취해야 한다. 만약 비타민A가 결핍될 경우 태아의 저체중, 조산, 성장장애가 발생한다. 다만 지나치게 많이 섭취해서는 안 된다. '언청이'로 불리는 선천성 장애가 생길 수도 있기 때문이다.

임산부의 하루 섭취 권장량은 2,500IU(인터내셔널유닛) 정도이고, 수유 중에는 3,500IU 정도다. 달걀 1개에 2,600IU가 함유되어 있으니 하루에 달걀 한 개 정도만 섭취해도 비타민A는 어느 정도 보충할 수 있다.

#### ●● 비타민A가 풍부한 식품
동물의 간과 달걀, 토마토·당근·시금치·호박·고구마·양배추 등의 녹황색 채소에 풍부하게 들어 있다. 냉이·쑥갓·파슬리 등의 봄나물과 해조류에도 함유되어 있다.

이 외에도 임산부의 심리를 안정시켜 순산을 도와주는 식품도 있다. 출산이 다가올수록 임산부는 출산에 대한 불안과 두려움을 동시에 느끼는데 그 정도가 심해 스트레스를 많이 받으면 순산하지 못할 수 있다. 이런 일을 겪지 않으려

면 달걀과 대추를 자주 먹는 것이 좋다. 달걀에는 마음을 진
정시키는 콜린과 엽산이 풍부하고, 대추에는 칼슘과 인이
함유되어 있어 기분을 차분하게 해주고 출산에 대한 스트레
스를 어느 정도 해소해준다.[11]

## :: 임신 중 반드시 피해야 할 식품

| 피해야 할 식품 | 이유 |
| --- | --- |
| 율무 | 태아에게 필요한 수분과 지방질을 제거하고, 성질이 차서 소화를 더디게 한다. 임산부는 소화력이 떨어지기 때문에 율무를 먹으면 설사를 하고 배탈이 날 가능성이 높다. 율무에는 자궁 근육을 뭉치게 하는 성분이 있어서 조산의 기미가 있는 임산부가 먹으면 자궁 수축의 우려가 있다. |
| 녹두 | 성질이 차기 때문에 임산부의 몸을 차갑게 만들고 소화 장애를 일으킬 가능성이 매우 높다. |
| 생강 | 습진과 두드러기의 원인이 될 수 있다. 입덧 때문에 음식을 먹지 못하는 임산부가 생강을 먹으면 속쓰림과 소화 불량을 일으킬 수 있다. 생강은 알게 모르게 양념으로 많이 사용되니 양념이 과하게 버무려진 음식을 먹을 때는 다소 걷어내고 먹는 것이 좋다. |
| 백설탕 | 임산부와 태아에게 절대적으로 필요한 것이 칼슘인데, 백설탕은 체내에 흡수된 칼슘을 빼앗는 성질을 가지고 있다. |
| 참외와 수박 | 참외와 수박은 엽산과 비타민이 함유되어 있으나 성질이 매우 차므로 꼭 먹고 싶을 때만 조금씩 먹어야 한다. |

# 식사만으로
# 채워지지 않는 영양소,
# 영양 보충제로 채우기

우리는 활동에 필요한 모든 영양소를 채소, 고기, 생선 등 자연에서 얻는다. 하지만 농약, 폐기물, 생활하수, 공장 폐수 등으로 인해 자연이 오염되면서 자연에서 자라는 먹을거리 조차 오염되고 있다.

현재 환경오염이 얼마나 심각한지는 남극의 오염 상태를 보면 알 수 있다. 원래 남극은 청정 지역이어야 한다. 인간의 활동이 많지 않고 가축도 키우지 않고 농사를 짓지도 않으며 공장도 없어 오염물질이 발생할 리 없으니 말이다. 그런데 안타깝게도 2015년에 남극 세종기지 인근 펭귄마을의

펭귄과 도둑갈매기의 체내에서 잔류성 유기 오염물질이 검출됐다. 도둑갈매기의 경우 먹이사슬에 의해서 오염물질이 증폭되어 많은 양의 오염물질이 체내에서 검출됐고, 그동안 남극에서는 전혀 검출되지 않았던 새로운 물질들도 발견됐다.[12] 남극마저 상황이 이러하니, 이제 지구상에서 '청정 지역'은 거의 존재하지 않는다고 해도 과언이 아니다. 우리가 일상생활을 영위하는 생활공간 역시 더 이상 안전하지 않다.

## 환경오염으로 먹을거리의 영양소 감소

환경오염은 먹을거리의 영양소 함량도 크게 떨어뜨렸다. 과거의 농산물과 오늘날의 농산물을 비교한 결과 1950년대에 시금치 한 단에서 10이라는 철분을 얻을 수 있었다면, 지금은 19단의 시금치를 먹어야 10이라는 철분을 얻을 수 있다고 한다. 이런 현상에 대해 한의사이자 가정의학과 전문의 김철수는 이렇게 말했다.

"사과의 영양소를 비교 분석한 결과, 당분과 일부 영양소 함량은 그전보다 늘었지만 펙틴 같은 성분은 줄었다. 펙틴은 식물체의 세포막을 구성하는 주요 성분으로, 나쁜 콜레스테롤을 줄이고 혈당 상승을 방지한다. 농약과 비료를 사용해 키운 작물은 웃자라서 외형에 비해 내실이 약하다."[13]

계절에 관계없이 비닐하우스에서 재배되는 농산물도 문제다. 물론 기본 영양소는 갖췄지만 아무래도 햇빛과 바람을 쐬고 자란 것보다는 영양소가 부족한 것이 현실이다.

수입된 과일과 채소도 마찬가지다. '신토불이(身土不二)'라는 말처럼 외국에서 자란 농산물은 우리의 체질에 안 맞는 경우가 많고, 장기간 운송되고 보관되기 때문에 변질을 막는 방부제를 첨가하는 일이 많다.


## 농작물은 농약의 사용량이 많고, 가축은 사육 환경이 열악

농약으로 인한 먹을거리의 오염도 문제가 크다. 특히 중국산 식품의 안전성이 우려되고 있다. 지난 2015년만 해도 중국에서 식품 안전사고로 인한 사망자는 수만 명에 이르렀다. 조사 결과 중국산 채소에 농약의 80%가 여과되지 않은 채 남아 있었다. 중국의 화학비료 사용량은 전 세계의 35%를 차지하는데 이는 미국의 2.6배, 유럽연합의 2.5배에 달하는 양이다. 농약 사용량이 그처럼 많으니 각종 농산물과 토양이 오염되는 것은 너무도 당연한 일이다. 중국의 관리

들조차 "중국의 식품 안전 감독은 허울에 불과하며, 유해식품의 위험 수준은 통제 불능에 가깝다"라고 말한다.[14]

농약의 위해성은 더 이상 언급하지 않아도 될 정도로 이미 잘 알려져 있다. 무엇보다 DDT의 경우 토양에서 자연적으로 사라지기까지 무려 30~40년이 걸린다. 뿐만 아니라 농약을 장기간 반복적으로 사용하면 토양이 오염되어 농작물의 생육에 큰 영향을 미치고, 결국 농작물의 수확량이 줄어드는 현상이 발생한다.

이러한 먹을거리 오염은 중국만의 문제가 아니다. 우리나라도 농약 사용량이 많은 편이다. 지난 2015년 기준으로 우리나라의 농약 사용량은 OECD 국가들 중 최고 수준이다. OECD가 발표한 자료에 따르면 주요 국가들의 1ha당 농약 사용량은 영국 1kg, 미국 5kg이지만 우리나라는 무려 10.3kg에 달했다. 현재 우리나라의 토지생산성은 세계 최고 수준이지만, 이는 다량의 비료와 농약으로 이룬 성과인지도 모른다.

또한 우리나라는 '가축 집약도'도 세계 최고다. 2012년을 기준으로 1km²당 가축 사육 마릿수는 스페인 331마리, 이탈리아 490마리, 독일 709마리인 데 비해 우리나라는 무려 2,243마리이다. 이렇게 가축을 밀집해 사육할 경우 무엇보다 가축전염병이 급속히 확산될 수 있고, 환경오염의 가능성도 크다. 게다가 가축전염병을 막고 확산 속도를 늦춘다는 목적으로 항생제를 많이 사용하기 때문에 이렇게 사육된 소, 돼지, 닭의 고기는 자연에서 자란 가축의 고기에 비해 영양소가 부실할 수밖에 없다.[15]

## 충분한 영양 공급을 위한 영양 보충제 섭취법

이러한 이유들로 영양 보충제 섭취의 필요성이 제기된 지 오래다. 더욱이 우리나라 사람들의 식생활이 영양학적으로 상당히 열악한 상태에 있다는 사실이 밝혀졌다. 2015년에 발표된 한국인들의 식생활 평가지수는 100점 만점에 59점이었다. 식생활 평가지수는 국민들의 식생활이 얼마나 건강한지를 알려주는 수치다. 당시 발표된 통계는 우리나라에서는 처음으로 시행된 것이었는데, 안타깝게도 낙제점이 나온 것이다.

특히 임산부는 영양 섭취가 아주 중요하므로 영양 보충제를 통해서라도 필요한 영양소를 충분히 섭취해야 한다. 영양 보충제는 반드시 천연 원료로 만든 제품을 선택해야 한다.

## ■ 엽산제

엽산은 임산부가 반드시 섭취해야 하는 영양소다. 앞에서도 살펴봤지만 임산부의 몸에 엽산이 부족하면 태아의 신경관이 결손되어 기형아로 태어날 수 있고, 유산과 조산의 가능성도 높아진다.

엽산제는 임신 초기부터 섭취할 필요가 있다. 하지만 임신을 계획한 상태에서도 섭취해야 한다. 그 이유는 태아의 신경관 형성은 임신 4~5주차에 집중적으로 이루어지는데 상당수의 임산부들이 이 시기에 임신 사실을 인지하지 못하는 경우가 많기 때문이다. 세계보건기구(WHO)는 임신하기 최소 4주 전부터 임신 17주 사이에는 매일 400$\mu$g의 엽산을 복용할 것을 권장하고 있다. 국내 식품의약품안전처에서는 임산부의 엽산 1일 섭취 권장량을 임신 전보다 약 1.5배 더 많은 620$\mu$g으로 정하고 있다.[16]

엽산제는 식전에 비타민C, 비타민$B_{12}$와 함께 먹으면 체내 흡수율이 높아지고 대사작용도 좋아진다.

엽산제를 선택할 때에는 천연 제품과 합성 제품을 구별해야 한다. 천연 제품의 경우 과일, 채소, 유산균 등의 유기농 천연 원료를 사용하기 때문에 안전성이 뛰어나고 다양한 보조물질이 들어 있어 체내 대사율이 높다. 반면에 합성 제품은 천연 제품의 화학식을 따라 만든 것으로, 값이 싸고 체내 흡수률이 높다는 장점이 있지만 부작용에 대한 논란이 있다.

## ■ 철분제

철분제는 성분에 따라 두 가지 종류로 나뉜다. 동물성 철분제인 '헴철', 식물이나 유산균 등으로 만드는 비동물성 철분인 '비헴철'이다. 두 가지 다 장단점이 있지만 임산부처럼 철분이 다량으로 필요한 경우에는 흡수율이 높은 비헴철을 섭취하는 것이 더 낫다. 또한 합성 제품과 천연 제품으로 나뉘는데 천연 철분제의 경우 유산균 배양물에서 원료를 추출하고 다른 화학첨가물을 넣지 않아 비교적 안심하고 섭취할 수 있다.[17]

철분제는 체내 흡수율이 낮은 편이라 아침 공복에 먹는 것이 가장 효과적이지만 속쓰림 등이 있다면 식후에 먹는 것도 괜찮다. 비타민C가 철분의 흡수를 도와주기 때문에 과일을 먹은 뒤에 섭취하는 것도 좋은 방법이다.

## ■ 칼슘제

칼슘제는 임신 중에는 물론이고 출산 후에도 반드시 섭취해야 한다. 칼슘이 부족하면 우울과 불안, 초조를 느낄 수 있다. 무엇보다 임신이라는 과정 자체가 심리적·신체적으로 매우 힘든 일인 만큼 칼슘을 충분히 보충해서 정신적인 안정을 찾는 것도 매우 중요하다.

칼슘제 역시 화학첨가물이 들어 있지 않은 자연 추출물로 만든 천연 제품이 좋다. 칼슘제를 먹을 때에는 김치나 장류 등 나트륨 함량이 비교적 높은 음식은 자제해야 한다. 이러한 식품들은 칼슘제의 흡수를 낮출 수 있기 때문이다.


■ 아연제

아연은 임산부에게도 필요하지만, 아기가 태어난 후 성장·발달에도 꼭 필요한 영양소다. 아기의 두뇌 발달과 정서 안정에 필수이기 때문이다. 심지어 아연은 주의력결핍과잉행동장애(ADHD) 아이들을 치료할 정도의 강력한 효능을 가지고 있다.

아연은 면역력 강화 효과도 있다. 임산부가 무엇보다 조심해야 할 것은 환절기 감기다. 감기에 걸리면 인체의 면역력이 저하되기 때문에 태아에게 안 좋은 영향을 미칠 수 있다. 그런 점에서 아연제는 환절기에 꼭 챙겨야 한다.

주로 채식을 하는 임산부는 아연 섭취에 더 신경을 써야 한다. 채식은 권장할 만한 식사법이지만, 아연은 육류에 많이 들어 있으며, 채소에 많이 함유된 '파이테이트'라는 물질이 아연의 체내 흡수를 방해하기 때문이다. 따라서 이를 대체할 만한 식품을 섭취하거나 아연제의 도움을 받아야 한다.

아연제를 먹을 때에는 우유를 하루 3잔 이상은 마시지 않도록 주의해야 한다. 뉴질랜드 오클랜드대학교의 한 연구팀이 130명의 산모와 신생아를 조사한 결과 매일 우유 3잔을 마신 산모에게서 태어난 아기들의 아연 수치가 낮았다. 그 이유는 우유가 몸속에 오래 남아 아연의 공급원이 되는 음식에 대한 식욕을 떨어뜨리기 때문인 것으로 나타났다. 아연제도 천연 원료로 만든 제품을 선택하는 것이 좋다.

그 밖의 영양 보충제로는 비타민C(67쪽)와 오메가-3 지방산(68쪽)이 있다.

# 임산부가
# 마시는 물은
# 태아에겐 생명수

임산부는 깨끗하고 건강한 물의 섭취에도 신경을 써야 한다. 자궁 속의 양수는 태아가 매일 마시는 물이자 태아를 안전하게 감싸주는 보호막으로, 양수의 99%는 임산부가 마시는 물로 구성되기 때문이다. 태아는 건강한 양수에서 건강하게 자란다.

요즘은 정수기가 집집마다 있어서 깨끗한 물을 마신다고 생각하지만 사실 물에서 중요한 것은 깨끗함만이 아니다. pH 농도와 미네랄 함유 여부도 반드시 따져야 한다. 이런 것들을 무시한 채 그저 '깨끗한 물'만 찾다가는 오히려 몸에 좋지 않은 산성수를 마시게 된다.

## 미네랄이 풍부한 약알칼리수가 건강한 물

몸에 좋은 물, 건강한 물은 두 가지만 생각하면 된다.

첫 번째는 물의 pH 농도다. 우리가 흔히 산성이냐, 중성이냐, 알칼리성이냐를 따지는 기준이 바로 pH 농도다. 순수한 물의 경우 25℃에서 pH 농도는 7.0이다. 이는 산성도 알칼리성도 아닌 순수한 중성이라는 의미이다. 여기에서 pH가 낮아지면 산성을 띠는 것이고, 반대로 pH가 높아지면 알칼리성을 띠는 것을 의미한다. 우리 몸에 가장 좋은 물은 약악칼리성(pH 7.1~8.5)이다. 세포나 혈액이 pH 7.4의 약알칼리성을 띠고 있기 때문이다.

**pH에 따른 용액의 산성도**
- pH 5.0 이하 : 산성
- pH 5.0~6.0 : 약산성
- pH 7.0 : 중성
- **pH 7.1~8.5 : 약알칼리성**
- pH 9 ~10 : 강알칼리성

특히 우리 몸은 산성을 띠고 있기 때문에 약알칼리성 물을 마셔야만 몸이 균형 있게 작동할 수 있다. 실제로 전문가들이 세계적인 장수촌에서 마시는 물을 조사했더니 약알칼리수였다. 이 말은 곧 약알칼리수가 아닌 산성수, 약산성수, 강알칼리수는 모두 인체에 해로운 물이라는 의미이다.

건강한 물의 두 번째 기준은 미네랄 함량이다. 미네랄은 우리 몸을 구성하는 미량 영양소다. 하늘에서 내린 비가 땅속으로 스며들어 지층을 지나면서 먼지나 오염물질이 제거되면 미네랄을 함유하는 물로 변한다. 미네랄이 없는 물은 갈증 해소는 되지만, 건강에는 전혀 도움이 되지 않는다.

결론적으로 모든 물이 우리 몸에 좋은 것은 아니며, 보기에 깨끗하다고 해서 건강에 이로운 물은 더더욱 아니다. 천연 미네랄이 함유된 약알칼리수가 건강에 좋은 물이다.


## 정수기는 꼼꼼이 따지고 선택해야

좋은 물을 마시기 위해서는 정수기의 선택이 매우 중요하다. 일부 정수기에서 나오는 물은 '몸에 좋은 미네랄까지 완전히 제거한 물'이기 때문이다. 가장 대표적인 것이 역삼투압 정수기를 통해 걸러지는 물이다. 미네랄이 없어 산성화

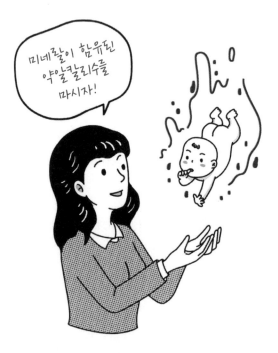

태아가 매일 마시는 양수는
임산부가 마시는 물로 구성된다.
건강한 양수를 위해 미네랄이 함유된 약알칼리수를 마시자.

된 물은 공기 중의 이산화탄소를 흡수해 물의 산성화를 가속화한다. 이런 물을 마시면 인체의 산성화로 인해 혈액 순환 및 장기에 악영향을 끼칠 수밖에 없다. 더 나아가 미네랄이 부족해 인체가 산성화되면 암이 유발될 수 있다.

산성수를 임산부가 마시면 태아에게도 큰 영향을 미친다. 태아는 엄마의 배 속에서 기본적인 발육이 이루어지는데 이 기간에 산성수를 지속적으로 마시면 치명적인 부작용이 뒤따른다.

깨끗하면서도 건강한 물을 마시는 것은 임산부와 태아의 건강을 위한 기본 중의 기본임을 잊지 말아야 한다.

# PART 3

독성 화학물질로부터
태아를 지키는
**생활습관**

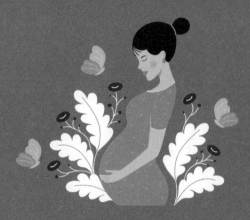

우리 주변에는 임산부와 태아를 공격하는 요인들이 너무나 많다. 눈에 보이지 않는 독성을 내뿜는 각종 생활용품은 물론이고 주방의 조리도구 역시 요리를 할 때 유해물질을 배출한다. 매일 아침저녁으로 사용하는 비누와 샴푸에도 독성물질이 도사리고 있어 제대로 가려 쓰지 않으면 태아에게 치명적인 영향을 줄 수 있다. 그렇기에 일상에서도 태아와 임산부의 건강을 지키려는 노력을 지속해야 한다.

# 태아에게 치명적인
# 일상 속
# 독성 화학물질

임산부들이 임신 기간에 특별히 피해야 하는 것 중 하나가 '일상 속의 독성 화학물질'이다. 한번 임산부의 몸에 침투한 독성물질은 당장 태아에게는 물론이거니와 그다음 세대까지 전달된다는 점에서 심각한 위험요인이라고 할 수 있다. 임산부가 아무리 건강한 식생활을 하고 좋은 영양 보충제를 먹고 출산 이후에 무독성의 청결한 환경에서 아기를 키우더라도 태아에게 독성 화학물질이 침투되는 것을 막지 못하면 아기의 생식 능력과 호르몬에 이상이 생기고, 심지어 아기가 성인이 된 후에 임신과 출산이 불가능해질 수 있다.

## 두뇌 기능을 저하시키고 체내 호르몬을 교란

우리나라에 등록된 화학물질은 4만 종이 넘고, 전 세계적으로 1년에 300~400종의 화학물질이 새롭게 개발되고 있다. 이러한 화학물질 중에는 생활용품에 광범위하게 사용되면서 우리의 안전을 심각하게 위협하는 것들이 있다.

임산부의 몸에 휘발성 유기화합물이 침투할 경우 태아의 발육을 방해하고 저체중아 출산의 요인이 된다. 집 주변 공장이나 도로, 새로운 가구나 신축 건물에서 많이 검출된다.

임산부의 혈중 납 농도는 태아의 신장, 체중, 머리둘레 등의 발달에 영향을 준다. 납은 미세먼지와 오래된 페인트를 통해 노출될 수 있다. 또한 몸집이 큰 생선에는 수은이 축적되어 있는데, 임산부가 그런 생선을 자주 먹으면 신생아의 저체중을 유발할 수 있다.

비스페놀A도 주의해야 한다. 원래 이 물질은 체내에 흡수된 지 24시간 이내에 배출되는 것으로 알려져 있지만, 음식물과 섞여서 체내로 들어오면 두뇌 기능을 저하시키는 것은 물론 신진대사를 방해해 비만을 유발하고, 성호르몬을 교란시킨다. 정자 수를 감소시키고, 마치 여성호르몬처럼 작용하기 때문에 2차 성징이 빨리 나타나며, 극심한 생리통, 유방암, 자궁내막근종 등을 유발한다. 태아에게는 잠재적인 신경·행동학적 영향을 미칠 수 있는 것으로 알려져 있다.

이 외에 기존에 알려진 대표적인 독성 화학물질로는 화학적 보존제이며 방부제로 많이 쓰이는 파라벤(Parabens), 손으로 만지기만 해도 독성에 노출되는 환경호르몬으로 플라스틱 제품에 들어가는 프탈레이트(Phthalate), 주로 음식이 탈 때 발생하는 벤조피렌(Benzopyrene) 등이 있다. 그중 프탈레이트는 플라스틱을 부드럽게 하는 화학물질로 임산부에게 노출되었을 때 조산의 위험성을 높이고, 남자 태아의 생식기 발달에 악영향을 주는 것으로 알려져 있다.[18]

우리 몸을 청결하게 해주는 샴푸, 비누, 입욕제와 주변을 청소할 때 쓰는 욕실 청소제, 식기 세정제 등에도 화학물질이 들어 있어 임산부의 건강을 위협하고 있다. 예를 들면 샴푸의 성분 중 '소듐라우레스설페이트'는 발암물질이다. 《대한민국 화장품의 비밀》의 저자 구희연 씨는 이 성분에 대해 "피부를 통한 체내 침투가 쉽고 심장, 간, 폐, 두뇌에 5일 정도 머무르면서 혈액으로 발암물질을 보내는 것으로 알려졌으며, 피부건조 유발, 백내장의 원인이 될 수 있다. 특히 어린이의 눈에 상해를 입힐 수 있으므로 조심해야 한다"고 말했다.[19]

주방에서 가장 문제가 되는 것은 식기 세정제이다. 만약 세정 후 식기에 세정제가 잔류하면 다음 식사에서 그 식기를 사용할 경우 세제를 입으로 먹는 것과 같은 결과를 낳기 때문이다. 그러므로 식기 세정제를 선택할 때는 '생분해성'을 확인해야 한다. 생분해성은 세제나 비누 등의 유기물질이 미생물에 의해 분해되는 현상을 말한다. 쉽게 말하면 '자연스럽게 녹아서 분해되는 것'이다. 만약 생분해성 세정제가 아니라면 아무리 깨끗하게 닦더라도 어느 정도는 식기에 세제가 남을 수 있다. 또 세정제가 피부 자극 테스트를 완료했는지도 확인해볼 필요가 있다. 특히 설거지를 자주 해야 하는 임산부의 경우 피부에 트러블이 생길 수 있기 때문이다.

세탁할 때 사용하는 세제도 옷에 남아 인체를 위협할 수 있다. 공공연구기관인 한국화학연구원 부설 안전성평가연구소가 발표한 연구 보고서에 따르면 벤즈아이소사이아졸리논(BIT), 아이오도프로피닐부틸카바메이트(IPBC) 등의 유해물질이 세탁 세제에 함유되어 있는 것으로 밝혀졌다. 이러한 물질들은 인체에서 세포 손상을 촉진하고 알레르기, 피부 자극, 호흡곤란의 문제를 일으킨다. 이런 부작용에서 벗어나기 위해서는 반드시 성분을 확인해 최대한 천연 성분으로 만들어진 세제를 선택해야 한다.

여성의 생리대도 결코 안전하지 않다. 강원대학교 환경융합학부 생활환경연구실에서 1회용 생리대를 분석한 결과 휘발성 유기화합물, 페닐에틸렌, 스틸렌 등의 독성 화학물질이 발견됐다. 그중 스틸렌은 국제암연구소가 '인체 발암 가능물질'로 규정한 것으로, 만약 여성들이 이를 장기적으로 사용한다면 상당한 영향을 받을 가능성이 높다. 임신 중에는 생리대를 사용하지 않지만 임신 전에 1회용 생리대를 사용해왔다면 임산부의 체내에는 독성 화학물질이 남아 있을 가능성이 충분하다.

## 정성스런 집밥, 하지만 문제는 조리도구

우리가 매일 쓰는 냄비, 프라이팬은 그 자체로 독성 화학물질이라고 볼 수 있다. 조리도구 자체에 특정 화학물질이 함유되어 있기 때문이다. 냄비, 프라이팬에서 나오는 화학물질로는 인체에 많이 축적되면 기억력 저하, 언어장애, 치매, 신경계 질환을 유발할 수 있는 알루미늄(Aluminium), 임산부와 청소년에게 치명적이며 태아의 기형과도 관련이 있는 테프론(Teflon), 치매와 심장병을 유발할 위험이 있는 무쇠 등이 대표적이다.

외식을 좋아하는 여성도 임신을 하면 건강을 생각해서 '집밥'을 선호하는 경우가 많은데, 조리 과정에서 독성 화학물질이 발생할 수 있으니 조심해야 한다. 예를 들어 설렁탕,

갈비탕, 육개장은 모두 냄비에서 오래 끓이는 음식들이다. 하지만 알루미늄 냄비에서 소고기, 돼지고기, 닭고기 등의 산성 식품을 약 30분만 끓여도 1$l$당 약 300mg의 알루미늄이 우러나온다. 인체가 자연스럽게 배출할 수 있는 알루미늄의 양은 하루에 고작 15mg에 불과하니 나머지는 당연히 우리 몸에 쌓이는 셈이다.

가스레인지는 일산화탄소(CO)를 발생시켜 우리의 건강을 위협하는 기구다. 미국 환경청에서 조사한 자료에 의하면 집에서 오염물질이 가장 많은 곳이 주방이며, 이는 집에서 발생하는 전체 오염물질 중 37%를 차지한다. 중요한 것은 이 중에서 85%가 가스레인지나 오븐에서 발생한다는 점이다.

실제 가스레인지의 사용으로 가스에 노출된 비흡연 여성이 가스레인지로 조리를 하지 않은 여성에 비해 폐암 발생률이 무려 3~4배 높다는 결과가 있다. 요리를 하려면 가스레인지를 활용해야 하기 때문에 그 위험성을 간과하기 쉬운데, 우리 몸에 일산화탄소가 매일 유입되면 서서히 인체가 망가질 수 있음을 잊어선 안 된다.

일산화탄소는 '소리 없는 살인자'라고 불릴 정도로 인체에 위험한 물질이다. 일산화탄소에 중독될 경우 혈액의 산소 운반 능력이 현저하게 떨어져 두통, 현기증, 언어장애, 중풍 등을 야기할 수 있다. 특히 가스레인지를 점화시키는 순간

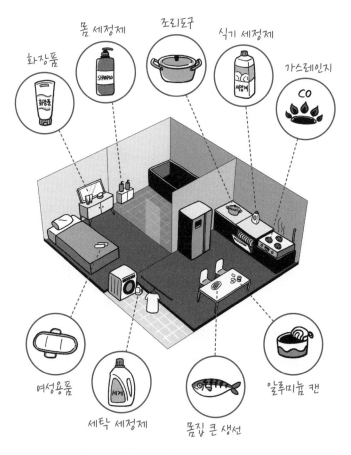

화장품

몸 세정제

조리도구

식기 세정제

가스레인지

여성용품

세탁 세정제

몸집 큰 생선

알루미늄 캔

임산부들이 피해야 하는 독성 화학물질 함유 용품들.
성분을 꼼꼼히 따져 무해한 용품을 사용해야 한다.

일산화탄소는 물론이고 이산화질소, 이산화황, 포름알데히드 등의 유독가스가 발생하는데 그 양이 무려 담배 수십 개피를 동시에 피울 때 발생하는 양과 같다고 한다. 이때 환기를 하지 않고 가스레인지를 사용하면 그 유독가스를 고스란히 흡입하게 되어 매우 위험하다.

가스레인지에 의한 일산화탄소 중독을 막기 위해서는 인덕션 레인지를 사용하는 것이 대안이 될 수 있다. 인덕션 레인지는 '전자기를 열로 바꾸는 장치'로, 가스레인지처럼 불꽃을 통해 가열하는 방식과는 점화 방식이 완전히 다르다. 일단 불꽃 자체가 없기 때문에 유독가스가 전혀 발생하지 않고 화상이나 화재의 염려도 적다. 전자기기라서 전자파가 걱정될 수 있지만 30cm 정도만 떨어져 있으면 안전하다고 알려져 있다. 전기료 역시 도시가스보다 25% 정도 저렴하고, 손실되는 열이 없기 때문에 조리가 매우 빠르다.

생활 속 독성 화학물질의 유해성은 동물실험에서도 드러났다. 미국에서 임신한 쥐를 환경호르몬에 노출하는 실험을 한 결과 쥐의 기억력이 감퇴한 것은 물론 심리적으로 안정을 찾지 못했고, 정상 쥐보다 무려 5배 이상이나 소극적인 행동을 보였다. 또한 출산 후 새끼 쥐들을 환경호르몬의 노출이 전혀 없는 환경에서 자라도록 했지만 놀랍게도 암컷은 생식 기능이 없거나 조기폐경이 됐고, 수컷은 남성호르몬(테스토스테론)의 수치가 떨어지고 정자 생산 능력이 절반 이하로 낮아지거나 아예 생식 능력 자체가 없었다. 이런 현상은 그다음 세대들에도 비슷하게 이어졌다.

인간도 다르지 않다. 임산부의 몸에 축적된 독성 화학물질은 내 아이와 그다음 세대에도 영향을 미치는 만큼 평소 사용하는 조리도구와 여러 생활용품, 식탁에 올리는 음식에 신경을 써야 한다.

# 임산부의
# 잘못된 습관으로 생기는
# 아기의 질병

임신 중의 잘못된 식생활과 생활습관은 출생 후 아기의 질병으로 이어지기도 한다. 대표적인 것이 아토피피부염과 천식이다. 물론 다른 요인의 영향이 있을 수 있지만, 대개 임신 중의 습관이 원인일 가능성이 높다. 아직 몸도 제대로 가누지 못하는 아기가 엄마의 잘못된 습관으로 생긴 질병 때문에 고통을 받는다는 것은 무척 안타까운 일이다.

## 아토피피부염, 임신 중 예방해야

아토피피부염은 일반적으로 선천적인 원인과 후천적인 원인으로 생긴다. 후천적인 원인은 지나친 인스턴트 식품의 섭취와 일부 단백질 알레르기로 볼 수 있다. 또 잔류 농약, 환경호르몬, 지나친 육류 섭취, 어패류 알레르기, 정신적인 스트레스가 원인이 되기도 한다. 반면 선천적인 아토피피부염은 거의 대부분 엄마의 임신 기간 중 잘못된 습관이 원인인 경우가 많다.

아토피피부염은 태아에게 열이 많이 전달되었을 때 생긴다. 엄마가 받은 스트레스와 맵고 짠 음식의 열이 영향을 미쳐 일종의 염증성 반응을 일으키는 것이다. 그러므로 임산부는 최대한 스트레스를 피하고 열을 내는 생강, 탄산음료, 매운 음식, 기름진 음식, 밀가루 음식, 인스턴트 식품은 피해야 한다. 매운 음식은 태아에게 열을 전달하고, 기름진 음식이나 밀가루 음식을 많이 먹으면 체내에서 독소가 발생해 배출되지 못하고 태아에게 전달되기 때문이다. 과일 중에서는 파인애플을 조심해야 한다. 파인애플의 심지 부분을 먹으면 아토피피부염을 유발할 수 있다.

아토피피부염으로 고통을 겪지 않으려면 임신하기 전부터 제철 과일과 채소의 섭취를 늘리고, 임신 중에는 앞으로 태어날 아기의 아토피피부염 예방에 좋은 음식을 챙겨 먹을 필요가 있다. 가장 좋은 것이 현미다. 현미는 체내 독소를 배출하고 중금속 해독 효과가 탁월하다. 미역과 다시마 등의 해조류는 몸의 열을 내려주고, 배는 나쁜 독소를 배출해 준다. 알칼리성 식품인 감자는 산성화를 중화시켜주므로 쪄서 먹으면 태아의 아토피피부염 개선에 도움이 된다. 당근에는 카로틴이 많이 함유되어 있어 알레르기를 줄여주는 효과가 있다.


## 아기의 천식은 임신 중 흡연이 결정적

천식은 매우 골치 아프고 위험한 질병이다. 아기가 천식에 걸리면 고통스럽게 숨을 쉬면서 쌕쌕 소리가 나기 때문에 그 모습을 지켜보는 부모의 마음도 아프다. 천식은 특정 물질이나 상황 때문에 발생하는 알레르기 반응으로 기관지가 좁아져서 생긴다.

천식을 예방하기 위해서는 부모의 금연이 절대적이다. 임신 사실을 알고도 흡연을 하는 임산부는 별로 없겠지만, 문제는 임신 첫 3개월에 임신 사실을 모르고 흡연하는 경우다. 지난 2012년 스웨덴 카롤린스카의과대학의 아사 노이만 박사는 임신 중 흡연에 노출된 아이들 735명을 조사한 결과 임신 첫 3개월에 흡연에 노출된 아이들은 4~6세에 천식이 나타날 확률이 무려 65%에 달한다는 사실을 밝혀냈다. 따라서 임신 계획이 있다면 무조건 금연부터 해야 한다.

출산을 앞두고 '엽산제'를 복용해도 아기의 천식 위험이 높아진다. 엽산제는 임신 초기에 반드시 섭취해야 하는 영양소이지만, 출산 직전까지 계속 복용하면 아기의 천식 위험성이 높아진다. 호주 아델레이드대학교 마이클 데이비스 교수팀은 여성 500명을 대상으로 조사한 결과를 토대로 "임신 초기에 엽산제를 복용하는 것은 천식과 아무런 상관이 없지만, 임신 후기에는 고용량의 엽산제 복용을 피해야 한다"고 말했다.[20]

아기의 천식을 예방하기 위해서는 채식 위주의 건강한 식생활을 해야 한다. 채소의 수용성 식이섬유가 천식의 증상을 완화하는 데 도움을 주기 때문이다. 또 오메가-3 지방산의 섭취도 필요하다. 오메가-3 지방산은 신체의 면역체계를 강화해 알레르기 반응을 줄여준다.

# 태아를 위협하는 가공식품 속 식품첨가물들

음식을 사 먹는 것은 이제 너무 당연하고도 쉬운 일이 되었다. 마트에만 가도 헤아릴 수 없을 정도로 반조리 음식이 많고, 간단한 클릭 한 번으로 조리가 다 된 음식이 배달된다. 편의점에는 각종 간식거리와 도시락이 즐비하고, 동네마다 있는 패스트푸드점에서는 주문하고 채 5분이 되지 않아 먹음직스러운 햄버거를 먹을 수 있다.

모두 맛있고 편리한 음식이지만, 그 안에 들어간 식품첨가물이 문제다. 임산부의 경우 초기에는 입덧으로 입맛이 떨어지기 때문에 식사를 불규칙적으로 하는 경우가 많고, 메스꺼움 때문에 더 자극적인 음식을 찾게 된다. 평소에 먹지 못했던 음식을 한꺼번에 많이, 맛있게 먹으려다 보니 입맛을 충족시키는 인공의 맛에 더 끌릴 수 있다. 하지만 임산부가 먹는 음식은 태아에게 직접 전달되므로 인공의 맛의 유혹을 과감히 뿌리쳐야 한다.

## 다양한 식품첨가물들

무엇보다 임산부가 식품첨가물을 과잉 섭취하면 태아의 두뇌 발달, 혈액 순환, 산소 공급, 호르몬 분비 등에 문제가 생길 수 있다. 임산부가 식품첨가물로 인해 받게 되는 부작용을 태아도 거의 동일하게 받는다고 보면 정확하다. 무엇보다 태아의 장기는 이제 형성의 단계에 있기 때문에 그 부작용이 더 크다.

그런데 최근 이름만 들어서는 식품첨가물로 보이지 않는 첨가물들이 꽤 많아졌다. 예를 들어 효모추출물, 천연 플레이버, 오토라이즈이스트 단백질이라는 이름을 들으면 무엇이라고 생각되는가? 왠지 식품첨가물은 아닐 것 같은 느낌이 들기도 한다. 그럼 이런 이름들은 어떨까? 사골양념 분말, 조미육수 분말, 진한 불고기 맛 분말…. 자연 식품을 그저 분말의 형태로 만든 것처럼 들린다. 하지만 이것들 역시 식품첨가물이다.

식품첨가물이란 '사람에 의해서 식품에 첨가되어 원래의 모양과 맛, 색, 향을 인위적으로 조절하는 모든 것'이라고 생각하면 된다. 이러한 식품첨가물은 헤아릴 수 없을 정도로 많으며 보존제, 감미료, 착색제 등 종류도 다양하다.

우선 보존제는 세균류의 성장을 억제하거나 부패, 변질을 막는 성분으로 치즈, 초콜릿, 음료수, 고추장, 짜장면, 마가린, 빵, 단무지, 오이지, 어묵, 햄, 간장 등에 많이 들어간다. 소르빈산칼륨, 프로피온산나트륨, 안식향산나트륨, 데히드로초산나트륨, 파라옥신안식향산 등이 보존제에 해당하는데 모두 소화 기능을 떨어뜨리고 건강상의 문제를 초래한다.

인공감미료는 단맛이 설탕의 수백 배에 이르는 물질로 청량음료와 과자, 빙과류에 들어간다. 아스파탐, 둘신, 사이클레메이트, 사카린나트륨 등이 있으며 소화기 및 콩팥에 장애를 일으키며 발암성이 있다.

화학조미료는 인위적으로 맛을 조작하는 첨가물로 식품의 나쁜 맛을 감추는 데 많이 사용된다. MSG(글루타민산나트륨), 5-이노신산, 5-구아닐 등이 있으며 과자, 통조림, 음료수, 다시다, 맛소금에 들어간다. 이는 뇌혈관장애를 유발하며 성장호르몬, 생식 기능에 문제를 일으킨다.

착색제는 보기 좋은 색을 내는 물질로 사탕, 소시지, 푸딩, 아이스크림, 버터 등에 들어가며 간, 혈액, 두뇌에 장애를 일으킨다. 아질산나트륨, 아토산나트륨, 타르색소(황색4호, 황색5호) 등이 있다.

그중에서도 햄이나 소시지에 많이 사용되는 아질산나트륨은 발암 의심 물질로 분류되고 있다. 아질산나트륨은 고체와 액체가 분리되지 않도록 결합시키는 물질로 맥주, 육가공 식품, 냉동 빵, 과일 통조림, 아이스크림에도 들어간다. 태아의 산소 공급을 저하시키고, 임산부에게 빈혈을 일으킬 수 있으며, 아토피피부염의 원인이 되기도 한다.

이 외에도 살균제, 탈색제, 산화방지제 등 다양한 식품첨가물들이 있으며 모두 과하게 먹으면 임산부와 태아에게 치명적인 영향을 미친다.


## 식품첨가물로부터 건강을 지키는 선택의 기준

이러한 치명적인 식품첨가물로부터 임산부와 태아의 건강을 지키려면 식품과 음식을 선택할 때 몇 가지 기준을 지키는 것이 안전하다.

첫째, 식품은 천연 식품을 선택한다. 무엇이든 원재료를 가공해서 새롭게 만들어진 음식에는 식품첨가물이 들어 있을 가능성이 매우 높다. 예를 들어 핫도그는 자연 상태에 존재하는 음식이 아니라 인간이 의도적으로 소시지와 빵을 결합시킨 음식이다.

둘째, 외국에서 생산된 식품은 가급적 피한다. 해당 국가에서 우리나라로 수입되는 과정에서 어떤 첨가물이 들어가는지 알 수 없고, 애초에 해당 국가에서 가공될 때 식품첨가물에 대한 기준이 느슨할 수도 있기 때문이다.

농산물은 직거래를 하는 것도 좋다. 요즘엔 농작물 산지에서 재배 과정을 공개하고 직거래를 하는 경우가 많다. 이런 농산물은 비교적 신선한 토양에서 자라고 농약 잔여물도 적을 뿐만 아니라 식품첨가물이 함유되어 있을 가능성이 낮다.

식품첨가물과 관련해서 하나 더 염두에 둘 것은, 그럼에도 불구하고 식품첨가물에 대해 지나치게 예민해져서 스트레스를 받을 필요까지는 없다는 점이다. 식품첨가물이 임산부와 태아에게 치명적인 영향을 미치는 것은 사실이지만, 일부 첨가물의 경우 적정 수준으로 섭취하면 큰 해가 없다는 연구 결과가 있다.

대표적으로 아스파탐은 인공감미료로 많이 사용되지만 섭취하면 소장으로 들어가서 분해되기 때문에 실질적인 악영향은 없다는 연구 결과가 있다. 물론 과잉 섭취하면 문제가 생기겠지만, 이는 일반 허용량보다 4~5배 정도 많이 먹었을 때의 일이다.

식품첨가물의 문제는 '얼마나 많은 양을 섭취하는가'이다. 식품첨가물에 대해 신경을 써야겠지만 그것 때문에 스트레스를 받으면 오히려 스트레스로 인해 임산부와 태아의 건강에 더 안 좋은 영향을 끼칠 수 있다. 기본적으로 영양의 균형을 맞춰가면서 식품과 음식의 선택에 주의를 기울이고, 나쁜 음식은 최소량만 먹으면 된다.

## 식품첨가물의 섭취를 줄이는 조리법

식품첨가물의 섭취를 줄이려면 조리법도 신경을 써야 한다. 착색료, 산화 방지제, 산도(pH) 조절제 등은 찬물에 약하니 단무지, 두부, 게맛살 등은 먹기 전에 찬물에 헹군다. 또 다수의 식품첨가물은 높은 온도에 약하니 끓는 물에 살짝 데치고, 끓이거나 찬물에 헹굴 수 없는 식품을 먹어야 하거나 이미 섭취한 식품첨가물이 걱정된다면 비타민C가 풍부한 과일과 채소를 충분히 섭취하면 된다. 그러면 식품첨가물로 인한 체내 독성물질이 배출되고 영양 손실을 막을 수 있다.

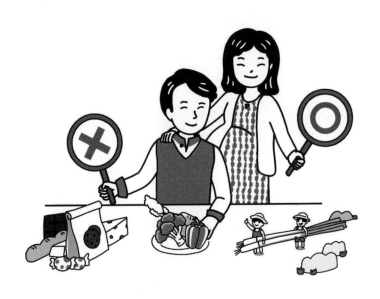

식품첨가물로부터 임산부와 태아의 건강을 지키려면
식품을 선택할 때 꼼꼼히 살펴야 한다.

# 미세먼지로부터
# 태아를
# 지키는 생활

인간은 공기 없이는 살아갈 수 없다. 태어나는 순간부터 죽기 직전까지 호흡을 통해서 산소를 들이마시고 이산화탄소를 내뱉으며 생명을 유지해나간다. 우리가 먹은 음식이 에너지로 전환되기 위해서도 공기는 필수다. 그런데 대기오염은 갈수록 심해지고 이제는 미세먼지와 초미세먼지까지 우리의 폐를 직접적으로 공격하고 있다. 무엇보다 임산부가 들이마시는 초미세먼지는 태아에게 매우 직접적으로 영향을 미친다(먼지 크기에 따라 미세먼지와 초미세먼지로 구분하지만, 여기에서는 이 둘을 '미세먼지'로 통칭한다).

## 태아와 임산부의 호르몬에 영향

2015년 국립환경과학원은 임신 기간부터 출생 후 24개월까지 미세먼지가 많은 지역에서 생활한 700명의 산모와 영유아를 관찰한 결과를 발표했다. 그 결과 미세먼지가 많은 곳에서 태어났거나 생활했던 아기들은 그렇지 않은 아기들보다 체중이 5% 정도 덜 나갔다. 시간이 흐를수록 이 차이는 커져 60개월에는 무려 1kg이 차이 났다. 이에 대해 고대안암병원 안기훈 교수는 "미세먼지 안에는 중금속이나 유해화합물이 들어 있기 때문에 태아나 임산부의 호르몬에 영향을 줘서 성장과 발달에 나쁜 영향을 줄 수 있다"고 말했다.[21]

대기오염과 태아의 건강에 대한 초기 연구는 1970년대 초로 거슬러 올라간다. 당시 로스앤젤레스에 거주하는 임산부들을 대상으로 연구한 결과 일산화탄소(CO) 노출이 많으면 저체중아가 탄생하는 것으로 나타났다. 이후 수많은 연구들은 공통적으로 '대기오염이 태아에게 적지 않은 영향을 미친다'는 결과들을 발표했으며, 최근 수년간 급증하고 있는 미세먼지는 더욱 치명적인 영향을 미치는 것으로 확인됐다.

코 점막에서 걸러지지 않은 미세먼지는 임산부의 폐로 들어가 각종 폐 질환을 일으키고 호르몬계를 교란시키고 다양한 염증을 유발한다. 또한 태아가 심혈관 질환을 가지고 태어날 가능성이 높고 아토피피부염의 발병률, 자폐아 출산의 가능성도 높이는 것으로 알려지고 있다. 심하게는 태아의 인지 발달을 저해해 출생 후 아기의 학습 능력에도 부정적인 영향을 끼친다.

대기오염은 사산의 위험성과도 관련이 있다. 임신 24주 이후의 태아가 엄마의 배 속에서 사망하는 사산은 대략 200건의 출산 중 1건 정도 발생한다. 이러한 사산 역시 대기오염이 적지 않은 영향을 미친다고 한다.


## 초강력 탈취 필터가 있는 공기청정기 필요

이러한 미세먼지에서 임산부와 태아의 건강을 지키기 위해서는 미세먼지 노출을 최소화하고, 실내는 적절하게 환기를 시켜서 쾌적한 상태를 유지해야 한다.

공기청정기의 사용이 현실적인 대안이 될 수 있다. 미세먼지는 입자가 매우 작기 때문에 작은 틈을 통해 금세 방 안까지 들어온다. 이를 막기 위해서는 유해물질 차단력이 강력한 필터가 장착된 공기청정기를 사용하는 것이 좋다. 실제 일부 공기청정기는 바이러스보다 작은 미세먼지를 차단

할 수 있는 헤파필터(High Efficiency Particulate Air filter)를 장착해 유해물질을 99.99%까지 걸러낸다. 미세먼지뿐만 아니라 꽃가루, 곰팡이, 반려동물의 털, 집 안에서 발생하는 휘발성 유기화합물까지 잡아주는 공기청정기를 사용하면 더 좋다.

하지만 미세먼지가 무서워서 실내에만 있을 수도 없는 일이다. 외출할 때에는 반드시 마스크를 착용해야 한다. 다만 일반 의료용 마스크는 미세먼지를 막을 수 없고, 식약처에서 인증한 보건용 마스크 중에서도 KF80, KF94, KF99 등 미세먼지 차단을 인증받은 것을 착용해야 한다. 숫자가 클수록 미세먼지를 더 잘 막을 수 있음을 의미한다.

그러나 무조건 숫자가 크다고 좋은 것은 아니다. KF94 이상의 마스크는 차단율이 높아 호흡하기가 쉽지 않기 때문이다. 미세먼지의 양이나 자신의 호흡량을 체크해서 비교적 편안하게 호흡할 수 있는 마스크를 선택하는 것이 효과적이다.

미세먼지 마스크는 일회용이라 생각하는 게 좋다. 세탁을 하면 마스크에 묻은 미세먼지를 일부 없앨 수는 있지만 마스크 내부 구조가 망가져 미세먼지 차단 기능이 상실되고 만다. 그러니 아까워하지 말고, 사용한 뒤에는 돌돌 말아 휴지통에 버려야 한다.

또한 최소한 하루에 한 번 정도는 실내 환기를 반드시 해야 한다. 미세먼지를 막는다고 창문을 닫아놓으면 실내 먼지와 함께 생활하게 되기 때문이다. 다만 실내 환기는 미세먼지가 다소 잦아드는 새벽 5~6시경, 혹은 오후 5~6경에 하는 것이 제일 좋다.

# 체내 독성물질의
# 해독을 돕는
# 식생활

안타깝게도 현대사회의 환경과 식단에서 독성물질을 배제하기란 쉬운 일이 아니다. 그렇다면 이미 체내에 흡수된 독성물질을 빨리 배출해야 한다. 다행히도 인체는 독소 배출 능력을 기본적으로 가지고 있어서 소량의 독소라면 자연적으로 배출해 크게 신경 쓰지 않고 식사를 통해서 영양소를 섭취하면 된다. 하지만 원치 않는 상황에서 독소가 몸으로 침투할 경우에는 적극적으로 해독 식품을 섭취해서라도 빨리 독소를 배출해야 한다. 특히 태아와 임산부의 경우 미량의 독소에 의해서도 건강에 이상이 생길 수 있기 때문에 독소 배출에 신경을 많이 써야 한다.

해독에 가장 좋은 방법은 항산화 물질인 피토케미컬과 식이섬유가 풍부한 채소와 과일, 해조류 등을 충분히 섭취하는 것이다. 이러한 식품들은 체내 장기에 특별한 힘을 부여하고 장을 깨끗이 하고 장내 유익균을 늘려서 체내로 흡수된 각종 환경호르몬과 독성 화학물질을 체외로 배출하는 역할을 한다.


## 식이섬유 : 장 기능을 활성화해 독성물질을 배출

식이섬유는 장내에서 노폐물과 수분을 흡수해 변을 부드럽게 하고 배변 양을 늘린다. 특히 배변 과정에서 장내 독성물질, 중금속 등 이물질을 흡착해 배출한다. 또한 식이섬유는 장내 세균의 먹이가 되어 유익균을 늘리고 장 기능을 활성화해 면역력을 강화하는 등 건강의 유지와 향상에 좋다. 더 나아가 대장암을 예방하고, 혈중 콜레스테롤과 혈당을 낮추는 효과도 있다.

식이섬유는 장에서 용해되느냐 장에서 용해되지 않고 배출되느냐에 따라 크게 '수용성 식이섬유'와 '불용성 식이섬유'로 나뉜다. 수용성 식이섬유는 주로 과일과 톳, 미역, 다시마, 김 등의 해조류에 함유되어 있다. 포도당의 흡수 속도를 완만하게 하고, 혈중 콜레스테롤을 정상화하며, 나트륨을 체내에서 흡수 및 배설하기 때문에 고혈압은 물론 당뇨병과 고지혈증을 예방하고, 혈액 순환에 도움을 준다. 장 기능을 활발하게 하고 유해물질을 배출해서 변비 해소는 물론 대장암 예방에 효과적이다. 반면 불용성 식이섬유는 주로 채소와 버섯, 통곡물과 콩에 함유되어 있다. 장내 노폐물과 수분 등을 흡수해 변의 부피를 늘리고 배변 양을 늘려 다이어트에 도움이 된다.

## 피토케미컬 : 면역력을 항상시켜 해독 작용을 강화

항산화 물질인 피토케미컬(Phytochemical)은 식물이 병원균과 해충, 곰팡이 등으로부터 자신을 보호하기 위해 만드는 생리활성물질이자 식물영양소이다. 피토케미컬은 항산화 작용, 활성산소 제거, 해독 작용, 세포 손상 억제 등의 효과가 있을 뿐 아니라 인체의 면역력을 항상시켜 유해산소와 미세먼지 속 중금속과 각종 노폐물을 배출해준다.

체내로 들어온 미세먼지는 배출되지 않으면 매우 위험하다. 미세먼지 속에 있는 각종 발암물질이 폐에 그대로 쌓여

영구적인 폐 손상 또는 호흡기 질환을 일으키기 때문이다. 특히 임산부의 몸에 쌓인 미세먼지는 태아의 지능 장애를 일으킬 만큼 위험하다. 미세먼지가 많은 지역에서 태어난 아기의 두뇌는 평균보다 작다고 하니 임산부들은 더 조심해야 한다. 피토케미컬이 풍부한 식품은 다양한 색깔의 채소와 과일, 견과류 등이다.

대표적인 항산화 물질은 비타민A, 비타민C, 비타민E, 셀레늄, 코엔자임$Q_{10}$, 카테킨을 포함하는 폴리페놀류 물질이다. 항산화 물질은 그 종류가 무려 5,000여 가지로 녹차의 카테킨, 포도주의 레스베라트롤, 사과·양파·마늘·무·인삼의 케르세틴 등이 있다. 케르세틴은 콜레스테롤을 분해해 혈관을 깨끗하게 만들어주고, 심장을 보호하며, 체내 산화를 억제한다.

과일에 많은 플라보노이드와 콩에 많은 이소플라본도 폴리페놀의 일종이다. 폴리페놀은 식물의 광합성으로 생성된 색소와 쓴맛 성분으로, 포도처럼 색이 선명하고 떫은맛 혹은 쓴맛이 나는 식품에 많다. 이런 식품들은 항암, 항염 기능이 뛰어나다. 체내 활성산소를 제거하고 세포를 보호하기 때문에 면역력 강화에 크게 도움이 된다.

예를 들어, 셀레늄(Selenium)은 강력한 항산화 작용을 통해 체내 활성산소를 제거하고, 수은 등의 중금속을 체외로 배출한다. 한 연구에 의하면 셀레늄의 중금속 배출 능력은 아연의 수십 배에 달한다. 특히 뇌세포와 신경세포에 축적된 수은 등의 중금속을 배출한다.

따지고 보면 '자연에서 얻어지는 거의 모든 식품'이 해독 식품이자 면역력 강화 식품이다. 다만 인간이 그 식품들을 조리하고 가공하고 유통하는 과정에서 면역력에 도움이 되는 영양소가 배제되고, 몸에 해로운 식품첨가물이 들어가고, 조리 과정에서 유해한 물질이 발생하면서 면역력을 해치는 식품으로 변한 것이다. 그런 점에서 자연 그대로의 식품을 과하게 조리하지 않고 먹는다면 설사 우리 몸에 독성물질이 유입되더라도 인체 스스로의 능력으로 얼마든지 해독할 수 있으며, 면역력 또한 강화할 수 있다.

## 참고 문헌(본문 인용 도서)

1   허다민, 임신 준비 적기는 '3개월 전', 헬스조선, 2015년 2월 2일

2   고현선 외 2인, 건강한 임신을 위한 임신 전 부부의 생활습관,
대한의사협회지, 2011년 8월호

3   김양중, 산후우울증? 임신 중 우울증이 더 많다, 한겨레신문,
2017년 1월 24일

4   국가건강정보포털의학정보

5   류신애, 악몽 같은 입덧 피하려면… 이것만은 꼭!, 키즈맘,
2017년 6월 12일

6   이현정, 입덧은 왜?… 태아 보호하려는 진화 과정의 산물?, 서울신문,
2014년 9월 15일

7   윤정원, 규칙적인 운동이 입덧 완화, 운동 후 임산부 73% 구토 빈도
낮아져, 베이비뉴스, 2017년 6월 26일

8   김소형, 임신 중 스트레스 다스리는 법, 키즈맘, 2015년 12월 24일

9   국민건강지식센터 건강칼럼 '10월 10일 임산부의 날, 임산부를 위한
운동 가이드라인' 중에서

10  김영주(산부인과 교수), 하버드 의대에서 제안하는 임산부 영양 관리,
베이비트리, 2011년 7월 20일

11  임신 중 엄마와 태아를 위한 영양 상식, 맘앤앙팡, 2010년 6월호

12  이원영, 오염물질을 남극까지 퍼뜨리는 '메뚜기 효과', 사이언스올,
2017년 1월 5일

13  김철수, 영양소 부족한 음식 계속 섭취하면 뇌기능 저하, 자연농법으로
생산한 식품이 유전적 변이 막아, 이코노미조선, 2017년 4월호

14 리신수, 中 작년 식품안전 사고로 1만 명 사망, EPOCH TIMES,
  2016년 10월 10일

15 박상용, 韓 농업환경 세계 최악⋯ 양적 성장의 피로감 증폭, 노컷뉴스,
  2017년 1월 28일

16 김정민, 초기 임산부 필수 영양소 엽산을 챙기자, 뉴스워치,
  2017년 5월 25일

17 박민호, 임산부 철분 영양 보충제 먹어야 하는 이유와 선택 요령은?,
  뉴스토마토, 2016년 12월 2일

18 김미진, 임산부 10명 중 9명 "유해 화학물질 노출 위험 불안하다" 밝혀,
  이코노미뉴스, 2016년 10월 12일

19 배정원, 샴푸에 가습기 살균제 성분이?⋯ 여전히 안전하다고 말하는
  정부기업, 조선비즈, 2016년 8월 19일

20 강경훈, 출산 앞두고 엽산 섭취하면 태아 천식 위험, 코메디닷컴,
  2009년 11월 14일

21 박주린, 임신부 '미세먼지' 노출 태아 발달에 치명적, MBC뉴스,
  2015년 10월 8일

건강한 출산을 위해 반드시 알아야 할
**임산부의 영양과 생활습관**

**초판 1쇄 인쇄** 2021년 4월 12일
**초판 1쇄 발행** 2021년 4월 19일

**지은이** 전나무숲 편집부
**펴낸이** 강효림

**편집** 곽도경
**디자인** 채지연
**일러스트** 주영란
**마케팅** 김용우

**용지** 한서지업(주)
**인쇄** 한영문화사

**펴낸곳** 도서출판 전나무숲 檜林
**출판등록** 1994년 7월 15일·제10-1008호
**주소** 03961 서울시 마포구 방울내로 75, 2층
**전화** 02-322-7128
**팩스** 02-325-0944
**홈페이지** www.firforest.co.kr
**이메일** forest@firforest.co.kr

ISBN 979-11-88544-65-3 (14510)
　　　979-11-88544-42-4 (세트)